市民のための疫学入門
医学ニュースから環境裁判まで

津田敏秀 著

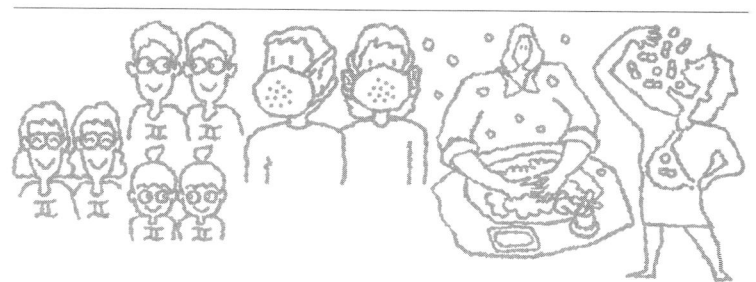

緑風出版

はじめに

　この本は、医学ニュースのメッセージが提供される際に根拠となるデータについて説明した。一口に言うと現代の医学を語る際のいわば「言語」となっている疫学という方法論の紹介本である。言語を知れば、その世界のニュースが読めるようになるというわけである。一般社会でしばしば医学関連ニュースとして問題となるのは、例えば、環境汚染と人体影響の関係、薬とその効き目の関係・薬とその副作用の関係、食中毒事件における原因食品・施設の発見、人体での発ガン物質あるいは発ガン性の分類など多岐の問題にわたっている。

　しかし、これらの問題をメッセージに変える方法論は、一つにまとめることができる。それが疫学なのである。疫学はこれらの議論の題材として提供される直接的な証拠（医学データ）をまとめるための学問である。つまり、人体あるいは医学医療関連の学問において、原因と結果の関係、すなわち因果関係について直接的根拠を与える学問である。そして何よりも、疫学は私たちの生活に密着した話題を提供してくれる方法論である。

　2003年春に話題となった重症急性呼吸器症候群（SARS）から一例を挙げてみよう。

　SARSの患者を治療する際に、医療従事者がマスクを着用することが、SARSへの感染に対して非常に効果があると当初から言われていた。同年5月3日に、それを裏付け、さらにそれを推進するデータが英国の医学雑誌『ランセット』に発表された。香港の5つの病院で働いていた医療従事者で、241人の非感染者、13人の感染者を比較したものである。表0-1から表0-5にまとめると、次頁のようなデータであった。なお、これは症例対照研究と呼ばれる研究デザインである。

◆表 0-1

	紙マスク使用	紙マスク不使用	計
感染者	2人	11人	13人
非感染者	26人	215人	241人

◆表 0-2

	外科用マスク使用	外科用マスク不使用	計
感染者	0人	13人	13人
非感染者	51人	190人	241人

◆表 0-3

	N95マスク使用	N95マスク不使用	計
感染者	0人	13人	13人
非感染者	92人	149人	241人

上記3つのマスクに関する表をあわせた表では、

◆表 0-4

	マスク使用	マスク不使用	計
感染者	2人	11人	13人
非感染者	169人	72人	241人

そして処置中の手洗いに関しては、

◆表 0-5

	手洗い施行	手洗い不施行	計
感染者	10人	2人	13人
非感染者	227人	14人	241人

Lancet 2003; 361: 1519-1520 より。

論文では、手袋、ガウンも検証されているが、省略した。

　上記の表はこの本の中で時々引用することになるので、このページはしおりでも挟んでおいていただきたい。ところで、これらのデータから、紙マスクは有効ではなく、外科用マスクかN95（注 0-1）マスクが有効であり、処置中の手洗いはそこそこ効果があるというような結論が導かれる。どうしてこのような結論が導かれるのであろうか？　実は、医学におけるさまざまな予防や治療の効果は、このようなデータに基づいて

語られるのである。決して、ヤマカンや偉い先生のズバッとした一言から語られるわけではない（むしろ「権威」という存在が疫学の発達により影が薄くなったとでも表現できるであろう）。

　この本の目標は、読者がある程度このような表を読みこなせるとか、最新の医学知識がどのようにして得ることができるとか、その判断過程をどのように理解すればいいのかある程度わかるとか、というようなことが可能になることである。ただ、SARSのように出現して間もない新しい病気（注0-2）であれば、このようなデータがなかったとしても、とりあえずマスクをしたり手洗いをしたりすることに誰もが異論を挟まないであろう。しかし、これが薬の重大な副作用（例えば、脳出血や胎児の奇形など）が、日常服用している薬によって発症するのではないか、と疑われたような場合にはどうだろう。担当者はその医薬品の「回収」を、できるだけ早く判断しなければならないのである。回収に抵抗する人たちも多いだろう。間違えて「回収騒ぎ」を起こそうものなら、後で裁判沙汰になることすらも担当者の頭をよぎるであろう。一方、回収を逡巡している間に、どんどん被害が拡がる可能性もある。そのような際に判断の根拠となるのも、このような表である。そのことを読者に理解していただきたいのである。この考え方を分かっておけば「専門家」モドキにもなれる。何しろSARSだって専門家なんて2003年以前には世界に誰一人いなかったのである。

　この本は、一般の方や行政・民間企業で働いていて疫学に初めて対面した方、マスコミで医学が関与している記事を書かざるを得ない記者さん、医療関係の訴訟等を担当されている法律関係者、あるいは大学の一般教育部等で保健科目を学び始める一般学生などを対象にしている。文科系の方も高校生も読むことができると思う。もちろん、保健医療系の大学や医療従事者にも興味深く読んでもらえると思う。疫学という学問（学問と言うよりも方法論と言った方が適切に思われる）が聞き慣れないものであっても、いかに私たちの日常生活に深く関与しているかをご理解いただけると、この本を書いた第一の目的は達成できる。もちろん理解するのに、保健医療系の大学を卒業している必要も、医療系国家試験免許

を取得している必要もない。なお、医学用語はできるだけくだいた形にしたので、通常、医療従事者が使っている医学用語とは一部異なる部分があることはご了承いただきたい。

　私は時々、NGOや市民・学生の方々から「私たちも疫学調査をしたいのですが、どのようにすればいいのですか？」と聞かれることがある。この本はそのような方々にも少しは対応できるように構成されている。しかし、「疫学調査をする」と一口に言っても様々なレベルがある。大まかに分けてみると、①自分たちが疑問に思っている点をとりあえず示してみるレベル、また学生がレポートを書くレベル、②マスコミ発表や行政との交渉に使うレベル、③報告書に仕上げる、あるいは国内向けの医学雑誌に掲載を目指すレベル、④国際雑誌に掲載されるレベルなどである。

　この本はせいぜい疫学ニュースを楽しく読めるくらいのレベルなので①を達成できれば良いのではないかと思っている。一応、目安として紹介すると、米国の医学部ではテキストなどを参考にすると、14〜15回くらいの講義（日本では半期の単位に相当する）で、医学生向けの疫学入門コースが行われるようである。一方、疫学に関する英文論文を仕上げるには要領の良い人でも4〜5年はかかると思っておいた方が良いと私は考えている。これは上記の③と④に相当する。疫学調査を行い、その結果で、行政に意見を述べ、現状の施策を検討し直してもらうには、少なくとも③もしくは④のレベルをこなせるトレーニングが必要であると考えていただいて良いだろう。ただ、疫学の遅れている我が国では、行政でこれだけのトレーニングを受けた人は、食中毒の疫学を除いてはほとんど皆無であると言っても良いだろう。

　疫学に限らず自然科学の調査研究は、それを何のために行い、その結果をどのような場で何に使うのかということを事前に明確にしておく必要がある。私が今までに相談を受けた疫学調査では、この目的を明確にしていないケースがほとんどである。従って、調査をしたところで一時の話題にはなっても、行政施策に影響を与えたり、裁判での書証に使えたりといったような、具体的な成果を上げるためにはほとんど使えない

はじめに

ことが多い。つまり、意気込みは分かるが、労多くして功少なしといった感じのする場合が多いのである。様々な疫学調査は、そのレベルが上がれば上がるほど、金銭的負担はともかくも、準備時間はそれなりにかかると思っていただきたい。調査を始める前に、それだけの時間を自分なりに用意できるかどうかということも考えていただきたいと思う。

　この本は決して難しくない。そして疫学自体も決して難しいものではない。数字がでてくるので、統計学や確率論と混同されて、難しい数学的概念を用いるのではないかと思われる方もいるかもしれないが、通常、足し算、引き算、かけ算、割り算、の四則演算を理解できていれば十分である。実際には、自然対数の底 e や、平方根を使うこともある。しかしこれらは、統計パッケージが計算してくれる。あえて言わせていただければ疫学の学習に必要なのは「慣れ」だけである。そしてちょっと立ち止まってじっくりと考えてみるとか、友人と疫学調査の結果について意見交換をしていただくとなお理解が深まると思う。とにかく、学び始める前から「難しい」と構えられてしまうのが一番の大敵である。疫学は難しくない。疫学は、常識的判断を体系化した方法論である。

　疫学には様々な切り口の紹介の仕方がある。有名な疫学の教科書を書いているアメリカのロスマンという疫学者は、疫学のテキストや講義ではイントロダクションの後にまず因果関係論を行うべきだ、と述べている。私も学部学生や大学院生が学ぶ際には、そのようにした方が良いと思っている。しかしここでは読者に飽きられないように、まず原因が起こってから結果が生じる時間、つまり潜伏期間とも導入期間とも言える時間が短い例と長い例の、二つの事件を示し、その後に疫学理論の話や様々なエピソードの話を挿入していこうと考えている。一番お手軽コースを示すと、第1章から第5章、第8章、第11章を読んでいただければ、だいたいの概要をつかんでいただけると思う。文中に時々出てくる演習問題は、本書巻末及び私のホームページアドレス（http://tsuda.med.okayama-u.ac.jp/tsuda/）に公開されている。ご参覧いただきたい。

　本書を読んで、疫学の基本構造を理解していただくことにより、医学・

医療関係のニュース、とりわけ海外で発信される日常生活に役立つ重要な医学ニュースを理解できるようになっていただければ幸いである。

注 0-1：外科用マスクと N95 マスク
　　　　外科用マスクは、外科医からの飛沫から手術創を守るためのマスクで、N95 マスクは、多剤耐性結核菌対策用のマスク。結核菌をとらえられるほどの細かいマスクだが、ウイルス自体の大きさはそれよりずっと細かい。しかし、この程度のマスクならほぼ感染を予防できることを表は示している。なお、NHK で放映されている「ER」（救急救命室）でも写っているように、外科医は手術中には結構饒舌である。もちろんくしゃみも咳もする。外科用マスクで手術野を守らねばならない。

注 0-2：病気、疾病、疾患、等
　　　　本書は、病気のことを、疾患、疾病などと言い換えたりしている。本当は統一するべきかも知れないが、そのままにしておいた。しかし、いずれも同じように disease とか illness を意味する言葉であるので、同じような意味であると考えていただきたい。同じように、症例とは、患者と読み替えていただいても良い。

目 次

【目次】
はじめに　　　　　　　　　　　　　　　　　　　　　　　　　3

第1章　潜伏期間が短い病気の場合の疫学調査　　　15
まずは食中毒から　　　　　　　　　　　　　　　　　　　　16
原因について　　　　　　　　　　　　　　　　　　　　　　18
大阪での食中毒事件を振り返って　　　　　　　　　　　　　22
どうすれば企業を説得できたか？　　　　　　　　　　　　　24
症例対照研究　　　　　　　　　　　　　　　　　　　　　　25
コホート研究　　　　　　　　　　　　　　　　　　　　　　28
食中毒事件とは何か　　　　　　　　　　　　　　　　　　　34
オマケ：アウトブレイクとフィールド疫学　　　　　　　　　37

第2章　潜伏期間について　　　　　　　　　　　　　39
潜伏期間の内容　　　　　　　　　　　　　　　　　　　　　40
潜伏期間からみた食中毒事件の分類　　　　　　　　　　　　42
食中毒事件としての水俣病　　　　　　　　　　　　　　　　47
アウトブレイク調査　　　　　　　　　　　　　　　　　　　53
オマケ 2-1：サーベイランス　　　　　　　　　　　　　　　54
記述疫学（時間・場所・人の特徴）　　　　　　　　　　　　54
対策を取る・対策を延期する・対策を取らない　　　　　　　60
オマケ 2-2：95% 信頼区間　　　　　　　　　　　　　　　　61
オマケ 2-3：食中毒事件の「患者数」　　　　　　　　　　　 62

第3章　潜伏期間が長い場合の疫学——例えばがんの疫学　65
延べ人数（人－時間、person-time）　　　　　　　　　　　　66
潜伏期間が長い場合のコホート研究　　　　　　　　　　　　70
潜伏期間が長い場合の症例対照研究　　　　　　　　　　　　72
仮説の選び方と必要性　　　　　　　　　　　　　　　　　　74
環境ホルモン　　　　　　　　　　　　　　　　　　　　　　78

第4章　薬害事件　　81

- サリドマイド事件　　83
- 院内感染　　87

Column　疫学の歴史　　92

- ジョン・スノー　　92
- ロンドン・帰納主義　　93
- ゼンメルワイスと手術の手洗い　　98
- 仮説と検証　　102

第5章　疫学の広がり　　105

- 臨床疫学－測定と診断　　107
- 診断学の基礎－臨床疫学の周辺　　110
- 医学判断学－臨床疫学の応用　　115
- メタ分析－臨床疫学の応用　　118
- 費用便益分析－臨床疫学の応用　　120
- 分子疫学・遺伝疫学　　122
- 双子研究　　123
- 遺伝医学と疫学　　125

第6章　疫学の基本的な考え方（理論）　　131

- 病気に「なった」と病気の「状態である」ということの区別　　133
- 誤差とチャンス
  　－偶然の変動と「信頼区間」を分かったつもりになろう　　135
- バイアス　　140
- 交絡バイアス　　141
- 交絡バイアスを防ぐためにどのようにするか　　143
- 選択バイアス　　144
- 情報バイアス（誤分類によるバイアス）　　147
- 様々な疫学研究デザイン　　153

無作為割付臨床試験（ランダム化臨床試験）	154
エコロジック研究（相関研究）	156
横断研究（有病割合による研究）	158
症例報告	159
サーベイランスと受動調査と能動調査	160
データベースの作り方－エクセルを使う	162
有意差あるいは有意差検定	162

第7章　因果推論　　　　　　　　　　　　　　　165

遺伝子病か環境病か？	168
実証と「真理」・メカニズム	171

第8章　動物実験・疫学・基礎医学・社会　　　　175

動物実験はヒトでの判断に絶対必要？	176
発がん物質はどのように決められているか？	177
細菌学・ウイルス学とアウトブレイク調査	181
病理学と疫学	183
社会と疫学者	184

第9章　法律と医学　　　　　　　　　　　　　　187

判例主義の罠と権威主義について	188
東大ルンバール判決	189
法的因果関係と疫学的因果関係	192
判断としての法廷	193
個人への適用	194

第10章　困った困った発言集　　　　　　　　　　195

問題外の例	197
やや初歩的な例	201

やや時代遅れの例（これまでの例よりはちょっと進歩している
　　がチェックに使える）　　　　　　　　　　　　　　　203
日本の科学の問題点（ちょっと大きく構えました）　　　205

第11章　まとめに代えて——疫学かんたん情報　207
次に読んでみるべき本　　　　　　　　　　　　　　　　208
お勧め本　　　　　　　　　　　　　　　　　　　　　　208
知っていて便利な情報源——とりあせず見てみるホームページ　211
まとめ　　　　　　　　　　　　　　　　　　　　　　　214

解答　217

索引　　　　　　　　　　　　　　　　　　　　　　　　229

あとがき　　　　　　　　　　　　　　　　　　　　　　232

第1章

潜伏期間が短い病気の場合の疫学調査

まずは食中毒から

　疫学調査の対象となる事件で、潜伏期間が短いものの代表が食中毒事件である。食中毒事件は私たちにとって、疫学調査が必要とされる最も身近な話題の一つである。

　ここではまずたたき台として、2000年（平成12年）6月末に関西地方一円で起きた、主に低脂肪乳が原因食品であった大規模な食中毒事件を取り上げる。事件の第一報が大々的に紙面を飾ったのは6月30日であり、その日の毎日新聞に掲載された事件の経過は次のようなものであった。

26日正午ごろ	この日の朝に雪印の低脂肪乳を飲んだ大阪市天王寺区の子どもが、おう吐や下痢の症状を訴える
同日	和歌山県内でも、姉弟3人が下痢、おう吐などの症状を訴える
27日午前11時	「食中毒症状が出ている」と、病院から保健所を通じ、大阪市生活衛生課に連絡が入る
午後4時半ごろ	兵庫県西宮市の主婦が市内の保健所に下痢などの症状を訴え、検査を依頼する
夕方	大阪市が市環境科学研究所に、残した牛乳の検査を依頼
28日午前10時半	雪印が札幌市内で株主総会を開く
同	大阪市北保健センターに、5人が食中毒の症状を起こしていることを告げる電話がかかる
午前11時半	兵庫県西宮市で低脂肪乳を飲んだ3人が食中毒の症状を起こしていると、同県から工場所在地の大阪市に連絡が入る
午後1時ごろ	雪印西日本支社で「緊急品質管理委員会」

	が開かれ、対応が協議される
午後1時半	大阪市が雪印大阪工場を立ち入り検査
午後9時15分ごろ	雪印西日本支社にも同様の被害4件が寄せられていることが判明
午後9時半ごろ	大阪市が同工場に製造・販売の自粛と自主回収を指示
29日午前8時	雪印が回収を決める
午前9時ごろ	大阪市、公表の方針決める
午後4時	大阪市環境保健局が最初の記者会見
午後9時45分	雪印西日本支社が記者会見
午後11時	症状を訴える人が200人を超える

さて、写真はその第一報が報じられた6月30日の『朝日新聞』の一面である。そこには次のように書かれてある。

「大阪市は28日、大阪工場を立ち入り検査し、製造・販売の自粛や自主回収を指示した。同社は29日、同じ製造工程で作っている1リットルと500ミリリットルの商品のうち、品質保持期限が7月5日までの分を、近畿地方のスーパー、コンビニ、百貨店から回収した。同社技術研究所で原因を調べている。同社は、30日付の新聞でおわびと回収を知らせる広告を出し、問い合わせ先を掲載した。

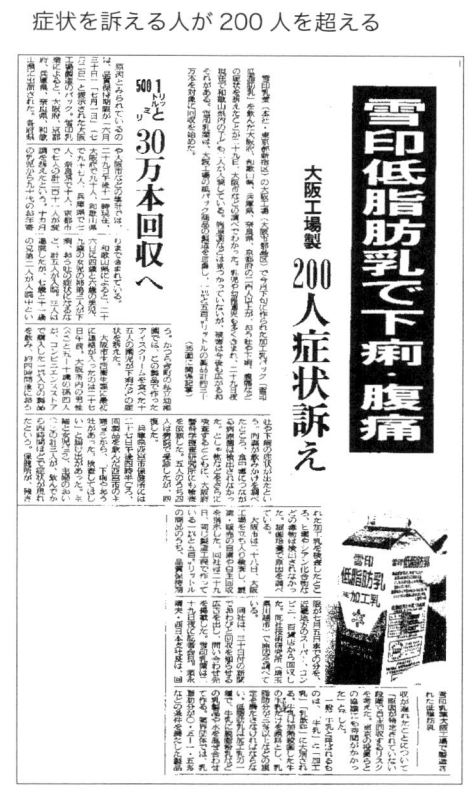

◆図1-1 写真、『朝日新聞』2000年6月30日朝刊一面

雪印乳業は29日夜に記者会見。須永靖夫・西日本支社長は、回収が遅れたことについて『原因が特定されていない段階で自主回収するリスクを考えた。東京の役員らとの協議にも時間がかかった』と話した」。

さて、ここで注目していただきたいのは、記事がこの時点で「原因」はまだ分かっていないことを前提にして書かれてあることである。私は本章の書き始めに、「主に低脂肪乳が原因食品であった大規模な食中毒事件」としてこの事件を紹介した。そうすると、「原因」はこの時点ですでに分かっているではないか。一体このずれはどこから生じるのであろうか。しばらくじっくりと考えていただきたい。

原因について

私たちは暗黙のうちに、ある結果の「原因」が一つであると思いこんでいるのではないだろうか？　しかし、よくよく考えると、原因は複数挙げることができる。しかも、その複数の原因一つひとつは、ものの言い様にも様々な言い方があるので言い方を変えるだけで、その数の分だけ「原因」が増えることになる。

食中毒事件の「原因」も同様である。上記の新聞記事で分からないと言っている「原因」は、どんな成分、どんな物質、あるいはどんな細菌が、食中毒様症状を引き起こしているのかが分からないと言っているのである。一方私は、肉眼レベルで、何を食べたり飲んだりすると食中毒様症状を引き起こすのかという意識で「原因」を語っていたのである。

全国の食中毒事件に関する報告書を集計した食中毒統計では、大まかに原因を三つに分けて集計している。「原因施設」、「原因食品」、「病因物質」の三つである。それぞれの説明をする前に、毎年、厚生統計協会から出版されている『厚生の指標臨時増刊・国民衛生の動向』という冊子に掲載されている食中毒統計の表をご覧いただきたい。これは2000年度版の『国民衛生の動向』に掲載された、1999年の厚生省の食中毒統計の表である。

第 1 章 潜伏期間が短い病気の場合の疫学調査

◆表 1-1 食中毒統計の表
原因施設別食中毒事件・患者・死者数

平成 11 年（1999 年）

	件数	%	患者数	%	死者数	%
総数	2,697	100.0	35,214	100.0	7	100.0
原因施設判明	1,246	46.2	32,150	91.3	7	100.0
原因施設不明	1,451	53.8	3,064	8.7	—	—
原因施設判明数	1,246	100.0	32,150	100.0	7	100.0
家庭	392	31.5	1,159	3.6	5	71.4
事業場	67	5.4	2,897	9.0	—	—
給食施設—事業所等	31	2.5	1,790	5.6	—	—
給食施設—保育所	13	1.0	484	1.5	—	—
給食施設—老人ホーム	11	0.9	296	0.9	—	—
寄宿舎	5	0.4	71	0.2	—	—
その他	7	0.6	256	0.8	—	—
学校	21	1.7	2,538	7.9	—	—
給食施設—単独調理場—幼稚園	2	0.2	226	0.7	—	—
給食施設—単独調理場—小学校	3	0.2	523	1.6	—	—
給食施設—単独調理場—中学校	1	0.1	36	0.1	—	—
給食施設—単独調理場—その他	2	0.2	151	0.5	—	—
給食施設—共同調理場	3	0.2	1,154	3.6	—	—
給食施設—その他	—	—	—	—	—	—
寄宿舎	4	0.3	92	0.3	—	—
その他	6	0.5	356	1.1	—	—
病院	23	1.8	932	2.9	—	—
給食施設	23	1.8	932	2.9	—	—
寄宿舎	—	—	—	—	—	—
その他	—	—	—	—	—	—
旅館	121	9.7	3,474	10.8	—	—
飲食店	456	36.6	10,403	32.4	—	—
販売店	23	1.8	1,316	4..1	1	14.3
製造所	17	1.4	3,532	11.0	—	—
仕出屋	99	7.9	5,198	16.2	—	—
採取場所	2	0.2	5	0.0	—	—
その他	25	2.0	696	2.2	1	14.3

原因食品別食中毒・患者・死者数　　　　　　　　平成11年（1999年）

	件数	%	患者数	%	死者数	%
総数	2,697	100.0	35,214	100.0	7	100.0
原因食品判明	1,028	38.1	29,785	84.6	7	100.0
原因食品不明	1,669	61.9	5,429	15.4	―	―
原因食品判明数	1,028	100.0	29,785	100.0	7	100.0
魚介類	216	21.0	4,585	15.4	3	42.9
貝類	84	8.2	2,089	7.0	1	14.3
ふぐ	20	1.9	34	0.1	2	28.6
その他	112	10.9	2,462	8.3		
魚介類加工品	20	1.9	2,595	8.7		
魚肉練り製品	―	―	―	―		
その他	20	1.9	2,595	8.7		
肉類及びその加工品	36	3.5	1,020	3.4		
卵類及びその加工品	38	3.7	976	3.3		
乳類及びその加工品	4	0.4	67	0.2		
穀類及びその加工品	19	1.8	269	0.9		
野菜及びその加工品	97	9.4	1,594	5.4	1	14.3
豆類	1	0.1	60	0.2		
きのこ類	76	7.4	267	0.9	1	14.3
その他	20	1.9	1,267	4.3		
菓子類	14	1.4	653	2.2		
複合調理食品	106	10.3	3,917	13.2	2	28.6
その他	478	46.5	14,109	47.4	1	14.3
食品特定	15	1.5	382	1.3	―	―
食事特定	463	45.0	13,727	46.1	1	14.3

　「原因施設」の表には上から、家庭、事業場、学校、病院と続き、それぞれに給食施設―事業所等、給食施設―単独調理場―幼稚園、給食施設などの細目がついている。「原因食品」の表には、原因食品として上から、魚介類、魚介類加工品、肉類及びその加工品、卵類及びその加工品と続き、それぞれに貝類、魚肉練り製品などの細目がついている。「病因物質」の表には上から、細菌、ウイルス、化学物質、自然毒、その他とあり、それぞれにサルモネラ菌属、小型球形ウイルス、メタノール、植物性自然毒、動物性自然毒と細目がついている。

第1章　潜伏期間が短い病気の場合の疫学調査

病因物質別食中毒・患者・死者数　　　　　　　　平成11年（1999年）

	件数	%	患者数	%	死者数	%
総数	2,697	100.0	35,214	100.0	7	100.0
病因物質判明	2,602	96.5	33,470	95.0	7	100.0
病因物質不明	95	3.5	1,744	5.0	—	—
病因物質判明数	2,602	100.0	33,470	100.0	7	100.0
細菌	2,356	90.5	27,741	82.9	4	57.1
サルモネラ菌	825	31.7	11,888	35.5	3	42.9
ぶどう球菌	67	2.6	736	2.2	—	—
ボツリヌス菌	3	0.1	3	0.0	—	—
腸炎ビブリオ	667	25.6	9,396	28.1	1	14.3
腸管出血大腸菌	8	0.3	46	0.1	—	—
その他の病原大腸菌	237	9.1	2,238	6.7	—	—
ウエルシュ菌	22	0.8	1,517	4.5	—	—
セレウス菌	11	0.4	59	0.2	—	—
エルシニア菌	2	0.1	2	0.0	—	—
カンピロバクター	493	18.9	1,802	5.4	—	—
ナグビブリオ	2	0.1	4	0.0	—	—
その他の細菌	19	0.7	50	0.1	—	—
ウイルス	116	4.5	5,217	15.6	—	—
小型球形ウイルス	116	4.5	5,217	15.6	—	—
その他のウイルス	—	—	—	—	—	—
化学物質	8	0.3	134	0.4	—	—
メタノール	—	—	—	—	—	—
その他	8	0.3	134	0.4	—	—
自然毒	121	4.7	377	1.1	3	42.9
植物性自然毒	87	3.3	310	0.9	1	14.3
動物性自然毒	34	1.3	67	0.2	2	28.9
その他	1	0.0	1	0.0	—	—

　これで、上記の新聞記事が分からないと言っていた「原因」は「病因物質」であり、私が語っていた「原因食品」は文字通り「原因食品」であることが分かる。「なんだ言葉の遊びか」と言われそうである。しかしこのことを社会が認識していないとどのような不都合や悲劇が生じうるかは、この後も読み続けていただければご納得いただけると確信している。

大阪での食中毒事件を振り返って

　再び、写真の 2000 年 6 月 30 日付の『朝日新聞』朝刊をご覧いただきたい。見出しに原因施設である大阪工場、記事の合間の写真に原因食品である低脂肪乳のパックが明示されている。原因は明らかなのである。それにも関わらずこの時点で自主回収しかされていないということにより、この時点でまだ食品衛生法に基づく回収命令が出されていないことが分かる。そうなってしまっている理由は、はっきりとしている。病因物質が判明していないからである。会社側が言っている「原因が特定されていない」の「原因」も明らかに病因物質のことを指しているのである。

　一方、通常の食中毒事件ではどうだろうか？　原因施設、例えば町中の仕出し屋の弁当によって集団食中毒事件が発生したとしよう。このような場合、食中毒の病因菌（病因物質）が検出されてから営業停止や出荷した弁当の回収を行うことはない。病因物質が判明していなくても、即刻、食品衛生法に基づいて回収と営業停止になる。つまり病因物質の判明は、食品衛生法を発動させて、原因施設等に回収命令や営業停止を告げるための必要条件ではないのである。大阪での事件においては、この部分を、食品を作る会社側も、規制をする行政側も、そして事件を報じる報道機関（私が知る限りは、すべての報道機関）も分かっていなかったことになる。なぜこのような基本的な誤りが生じたのか、その起源に関しては後ほど若干の考察をしてみようと考えている。

　何はともあれ、大阪の事件に戻ってみよう。事件が初めて新聞の一面を占拠したのは 6 月 30 日の朝刊であったが、『朝日新聞』の夕刊には次のような記事が載っている。これがもうナンセンスなコメントであることは皆さんご理解いただけると思う。

『朝日新聞』夕刊
◆「原因究明まであと 1 日はかかる」　大阪市
　　　　　　　　　　2000 年 6 月 30 日　夕刊

第 1 章　潜伏期間が短い病気の場合の疫学調査

　　　　大阪市生活衛生課の五島照和・乳肉衛生係長が 30 日午前 11 時から記者会見し、飲み残しの低脂肪乳の検査結果などを説明した。食中毒の菌は検出されず、検便結果のほとんどが「保留」のままだった。
　　　　報道陣からは、原因の特定をたずねる質問が相次いだが、五島係長は「少なくともあと 1 日はかかる」と述べた。和歌山カレー毒物混入事件を機に、ヒ素やシアン化合物を簡易に検出できる検査キットが開発されているほか、菌が出す毒素を簡単に調べられる市販品も出ている。
　　　　しかし、市内の保健センターにはこれらのキットは常備されてはおらず、雪印大阪工場への立ち入り検査にも保健所職員らは持っていかなかったという。これについて、市生活衛生課は「現場で中途半端な検査をするよりも、研究所に持っていった方がよいと判断した」と説明した。

　肝心の回収命令が発令された事の第一報は、夕刊にはもう間に合わない 30 日の夜のニュースであった（時事通信社 2000 年 6 月 30 日 21:46）。この事件で営業停止に当たる営業禁止に関しては 7 月 2 日であり、次のような報道がなされた。「雪印乳業大阪工場で製造された『雪印低脂肪乳』を飲んだ人が食中毒の症状をおこした問題で、大阪府は 2 日、低脂肪乳から黄色ブドウ球菌の毒素を検出、これが集団食中毒の原因であると断定した。大阪府の検出結果を受けて大阪市は同工場を営業禁止処分とした」。この判断過程が食品衛生行政において異例なものであることはすでに述べたとおりである。黄色ブドウ球菌毒素の判明結果を受けて営業禁止を出しているからである。このような例を認めれば、例えば、SARS の病因物質がコロナウイルスの新種であることが判明する以前に、ベトナム・ハノイの病院が閉鎖され、いち早くベトナムが感染地域でなくなる端緒となった迅速な対策もできないことになってしまうのである。
　以上で、病因物質の判明を待つようなことをしては、なぜ困るかについて、どなたにもご理解いただけたと思う。汚染されて毒性があるのがどの食品か分かっているのに、病因物質が分からないという理由で対策

をとらないと、どんどん被害が拡がってしまうからである。

　もっと極端な例を考えてみよう。病因物質が未知の物質である場合である。化学物質が次々に新しく発明され、SARSのような新しいウイルスが次々と出現している現代社会において、そのようなことは珍しいことではない。こんな時に原因施設や原因食品が判明しているにもかかわらず、病因物質の判明を待っていてはきりがないばかりではなく、大惨事となる可能性が出てくる。本書では後に、そのような場合の実例を具体的に挙げている。なお、私は病因物質の判明が不必要であると言っているのではない。病因物質の判明への努力は別のチームで続けるべきである。病因物質の判明は、その後の治療や汚染された可能性のある食品の処理方法の普及など、役に立つことは多いからである。

　疫学を学んだ方の中には、「何だ、これは疫学ではなく食品保健や公衆衛生学の話題であろう」と指摘される方もおられるかもしれない。そのご指摘は当たっているのかもしれない。しかし、以下の疫学の話題につなげるための布石と思っていただきたい。たとえそうでなくても、少なくとも「因果関係論」や「原因論」の基礎であることは間違いない。第7章で述べるように因果関係論は疫学の重要な要素である。

どうすれば企業を説得できたか？

　まず、基本的には病因物質と原因食品の区別は最低限知っていると仮定して、ではどうすれば原因施設の企業を説得できたのであろうか？それには、「原因食品が何か（あるいは原因施設はどこか）」という証拠を示すことである。その証拠は疫学調査によって示されるが、このような流通範囲の広い食品の場合、疫学調査で証拠を示すのも時間との競争になる。もちろん、食品衛生法を発動するのは証拠が揃うのを待ちきれずに行わなければならない場合もあり得るとは思う。たぶん現場の保健所長や食品衛生監視員の方々もそう考えておられるのではないだろうか。疫学調査をしなくても原因が明らかな場合などいくらでもあり、時間も切迫していれば調査をやっている暇はないからである。判断が遅れたら

遅れるだけ患者が多くなるし、中には死に至るような食中毒事件だってあるからである。

しかし、後でもめることを考えれば、とにかく迷っている暇があるくらいなら証拠をそろえるための行動を続けるべきであろう。大阪の事件ではどのようにすれば証拠をそろえることができたのか、私なりの調査方法を提示してみよう。

キーポイントは、症状を起こした人と症状を起こさなかった人とのコントラストをつける、つまり、特徴を浮かび上がらせることができれば良いのである。もしくは、原因食品と思われる食品を食べたり飲んだりした人と原因食品を食べたり飲んだりしなかった人との症状の違いを浮かび上がらせれば良いのである。

まず前者から論じてみよう。保健所等には26日昼頃から連絡があり、27日昼には食品衛生法に基づいた医師からの届け出もあった。これらの連絡を利用すればよいのである。連絡や届け出があるということは、そこに必ず患者（症状を起こした人；症例）がいるということである。そしてその周りには必ず症状のない人がいるのである。患者1人につき、1人でも2人でもいいので、あらかじめ決めた数の症状のない人（対照）を選ぶ。対照はこの場合、患者の同一家族、ご近所、友人など身近な人から選ぶのが時間の節約になるであろう。その上で、症例のうち何人が低脂肪乳を飲んでいたか、対照のうち何人が低脂肪乳を飲んでいたかを聞き取るのである。もちろん「症状のあった人」の人数を数えるためには症状の定義が必要になる。これを「症例の定義」という。

症例対照研究

このような調査の方法を、疫学用語で「症例対照研究（英語でケース・コントロール・スタディー）」と言う。症状のあった人が症例に該当し、症状のなかった人が対照に該当するので、このように呼ぶのである。症例と対照の、原因食品の疑いがある食品に関するコントラストをはっきりさせるために、タスキがけをしてその比を取る。具体的には｛（a 人）

×(d人)}÷{(b人)×(c人)}となり、これをオッズ比と呼んでいる。オッズ比は、疫学において重要なコントラスト（関連）の指標の一つである。オッズ比が1なら関連がなく、オッズ比が高ければ高いほど関連が強いことになる。つまり、

オッズ比＞1　曝露による人体への健康影響がある場合にこの値の範囲になる
オッズ比＝1　曝露による人体への健康影響が特にない場合にこの値の付近をとる
オッズ比＜1　曝露による人体への予防影響がある場合にこの値の範囲になる
（予防影響とは例えば、「薬が効いて症状がなくなる」等々）
（なお、曝露とは「汚染を受ける」とか「投薬を受ける」といった原因の総称のこと）

　オッズ比の解釈は、「飲まなかった人たちに比べ、飲んだ人たちでは『オッズ比』倍だけ症状が多発した」ということになる。表の作り方と解釈ではずいぶん異なるとお考えだろうが、この点については第3章で解説する。なお、「オッズ」とは競馬をやっておられる方ならよくご存じの掛け率のことであり、その「オッズ」の比がオッズ比になる。

◆表1-2　症例対照研究のための表

	低脂肪乳を飲んだ	低脂肪乳を飲まない	
症状あり	a人	b人	m_1
症状なし	c人	d人	m_0

　症例（症状のあった人々）の合計m_1人
　　→このうち、低脂肪乳を飲んだ人a人、飲まなかった人b人
　　　　　　　$a+b=m_1$
　対照（症状のなかった人）の合計m_0人
　　→このうち、低脂肪乳を飲んだ人c人、飲まなかった人d人
　　　　　　　$c+d=m_0$

第1章　潜伏期間が短い病気の場合の疫学調査

> 例題 1-1：1993 年におきたアメリカ・ワシントン州での病原性大腸菌 O157:H7 のアウトブレイク

　1993年1月12日、シアトルの小児病院と医療センターの消化器科医が、ワシントン州保健部に、多数の血性下痢（血便）の子供やHUS（溶血性尿毒症症候群）の患者を診察したと届け出をした。早速、州の当局者は調査を開始した。病原性大腸菌 O157:H7 は、ワシントン州では法律で届け出が必要とされている。1993年1月15日には、保健所から積極的に調査が開始された。

　病院の外来・感染症専門医・検査センターでは、血性下痢の患者もしくは病原性大腸菌 O157:H7 感染者について調査が行われた。仮説を探るために患者や両親から、発症から10日前までの食事、訪れたレストラン、旅行、ペット、料理やショッピング、他の曝露情報を聞いた。1月17日までに37人の患者に対して仮説探索のためのインタビューを行ったところ、27人（73%）がチェーンAで発症前10日以内に食事をし、全員レギュラーハンバーガーを食べていた。チェーンの中でとりわけ発症者が多かった店はなかった。

　症例は、ワシントン州住民で1992年12月1日から1993年2月28日までの間に便菌陽性の下痢のあった患者、もしくは下痢後の溶血性尿毒症症候群 HUS の患者とし、下痢後の HUS における診断の定義は、微小血管障害性溶血性貧血、血小板減少症、腎機能不全であった（具体的検査値は省略：なお、このあたりの小難しい病名は一切気にしなくても差し支えはない）。

　症例対照研究は、1月16、17日の両日、感染とチェーンAレストランとの関係についての仮説を検証するために行われた。最初に発症した20人の患者がインタビューされ、対照を選ぶため患者の近所の子供を1人挙げるように頼まれた。対照は年齢を症例にあわせて選択した（これを「マッチング」という、この場合、16歳以下は2歳幅で、それ以上は5歳幅でマッチングした。マッチングにはマッチング分析という分析法があるが、この本の範囲を超えるので説明しない）。症例の病気が始まった2週間以内に下痢の病歴がある対照は除いた。対照は、食べた物、マッチングした相手の症例の症候が始まった10日以内に訪れたレストランについて尋ねられた。

結果は、対照ではチェーンAで食べた人はいないにもかかわらず、症例では16人中12人もチェーンAで食べた人がいた。

◆表1-3 症例対照研究のための表

症例（症状があった人々）の合計16人
→このうち、チェーンAの店でハンバーガーを食べた人12人、食べなかった4人
対照（症状がなかった人）の合計16人
→このうち、チェーンAの店でハンバーガーを食べた人0人、食べなかった16人

　届け出から約1週間後、ワシントン州当局は、この調査データを根拠にして、約25万食の販売前の冷凍ハンバーガーを回収した。回収時点では、ハンバーガーからの病原性大腸菌O157:H7の検出はなされていなかった。しかし、回収された冷凍ハンバーガーは詳細に検査され、様々なレベルの病原性大腸菌O157:H7が検出され、それがその後の対策の役に立ったということである。ワシントン州当局とCDCの会心のアウトブレイク調査であった。なぜなら、いち早い営業停止と回収措置により予防できた患者数は数百人とも推測されている。

文献：Bell BP, Goldft M, Griffin PM, Davis MA, Gordon DC, Tarr PI, Bartleson CA, Lewis JH, Barrett TJ, Wells JG, Baron R, Kobayashi J : A multistate outbreak of Eschericha coli O157:H7-associated bloody diarrhea and hemolytic uremic syndrome from hamburgers. The Washington experience. JAMA 1994; 272: 1349-1353.

コホート研究

　次に、後者の原因食品と思われる食品を食べたり飲んだりした人と、原因食品を食べたり飲んだりしなかった人との症状の違いを浮かび上がらせる方法について考えてみよう。この場合、牛乳には販売系列があるので、とりあえず低脂肪乳を販売している小売り・卸で低脂肪乳以外の

飲料を販売した先を調査するのである。こうすると、低脂肪乳を購入していた家庭（そしてその中で低脂肪乳を飲んだ人）と、低脂肪乳を購入していなかった家庭（すなわち低脂肪乳を飲んでいない人たちばかり）との二つのグループの情報を集めることができる。この二つのグループの中から、最近一定の症状が出た人と出なかった人がそれぞれ何人いるかを数え上げるのである。それを表にすると以下のような表になる。

　ところで疫学では通常、このような調査方法を「コホート研究」と呼ぶ。コホートというのは古代ローマ軍の中隊の名前で、ひとかたまりとなって転戦をしてゆくので、だんだん戦死者が増えて減少していってもそのままのかたまりを維持する集団のことのようである。名付け親はフロストという20世紀前半の疫学者であるが、なぜこれをコホートという古い名詞から取ったのかについては、本人が死んでしまい遺言もなかったので不明とのことである。

◆表1-4　コホート研究のための表

	低脂肪乳を飲んだ人	低脂肪乳を飲まなかった人
症状が出た人	e 人	f 人
症状が出なかった人	g 人	h 人
合計	n_1 人	n_0 人

　原因食品の疑いがある食品（この場合低脂肪乳）を食べたか食べなかったかによって、症状が出たか出なかったかのコントラスト（関連）を一目で見るために、次のような計算をする。

$$\{e \div (e+g)\} \div \{f \div (f+h)\}$$

これをリスク比（発症割合比）と呼ぶ。二つのリスク（発症割合）、$e \div (e+g)$ と $f \div (f+h)$ との比を取っているからである。なお、このような調査デザインでも症例対照研究におけるコントラストの指標（関連の指標）であったオッズ比を計算することもある。リスク比（発症割合比）やオッズ比という、比を取る相対的なコントラストの指標を総称して、広く「相対危険度」と呼ぶこともある。

> 例題 1-2：かねてから注意を受け続けていたレストランで起きた大規模なサルモネラ感染症。米疾病管理センター（CDC）、サウスカロライナ州環境保健部による調査

　　1990年9月4日、サウスカロライナ州環境保健部は、サルモネラ感染症により近隣の州で入院があった、という2件の報告を受けた。どちらの件も、8月26日に、サウスカロライナ州のグリーンビレで開催されたハードウェア業見本市で、レストランAが提供した立食ランチを食べていた。
　　見本市に参加していたハードウェア小売店のリストを部分的に入手した。グリーンビレ周辺の三つの郡の10の店に電話をし、26人の参加者にインタビューをした。26人のうち、13人がその見本市の後5日以内に下痢を経験していた。当局は、50％の発症割合と4,000人の参加者の規模を憂慮し、さらに大規模な調査を施行した。

方法
　　「おそらくサルモネラ症」と考えられる症例を、次のように定義した「見本市の5日間のうちに、参加者のうちで24時間以内に3回以上の下痢を生じた人」。見本市の2日間について、様々な食材が評価されたので、単変量解析において食材やメニュー別の発症割合を分析するときには、食材を食べた後6時間が経過していることも症例の定義に組み入れた。
　　ハードウェア小売店ならびにハードウェア製造業者の完全なリストで、6社ごとにサンプリングをして参加者の代表とし、電話インタビューした。我々は、見本市に参加した者に関して、仕事としてだけでなく、その家族や友人関係として参加した全ての人をインタビューするように努めた。同様に、会場で働いていた見本市のスポンサー（ハードウェア卸業X社）の社員6人ごとにひとりの割合で電話をしてインタビューした。彼らの家族や友人も含めて聞いた。
　　レストランAは査察され、従業員は症状や、食材の取り扱いについて質問された。食材を取り扱った者は全員便培養検査を受けた。
　　見本市参加者から集められた便からのサルモネラ菌は、サウスカロライナ州環境保健部に集められ、血清型分類が行われた。レストラン

Aの従業員の便も直接検査機関に送られた。

疫学的調査の結果

系統的な選択によって、405人の見本市参加者が16の州から確認され、最終的に398人（98％）がインタビューされた。398人中、135人（34％）が症例の定義に合致した。見本市は、8月25日土曜日の朝の朝食から始まり、8月26日日曜日午後の昼食の後に終わった。最も早い症例は、26日午前に症候が始まった。

症状のあった人は中央値で4日間病気に罹っていて、中央値で1日間仕事を休んだ。21％は医師に受診し、2％は入院した。我々は死亡者がなかったであろうと確認した。出席者は、見本市に出席をしなかったが同様の症状を呈した家族の2次感染であると思われる5症例も教えてくれた。

グリーンビレ地域病院は、見本市に参加しなかった人々の中には下痢性疾患の増加はなかったと報告した。見本市の参加者の間には、発症割合が年齢層、電話局コード、グループ関係（ハードウェア小売店、製造業者、もしくは卸業者）によってそんなには違っていなかった。

その見本市で食事をとった人においてはとらなかった人に比べて、疾患のリスクが増加していた。見本市の食事を食べた367人のうち、135人（37％）が症状を訴えた。見本市の食事をとらなかった参加者31人では、だれも症状を呈さなかった（相対危険度は無限大）。食事をとった367人では、2つの食事で有意に発症リスクが増加していた（表1-5）。日曜の昼食を食べた人は食べなかった人に比べて、遥かに病気になる可能性が高かった（47％対0％、相対危険度は無限大）。土曜の夕食を食べたこともまた、リスクを増加させていたが、相対危険度は1.4で、日曜の昼食に比べるとかなり低かった。

我々は、日曜の昼食を食べ、食事の後6時間以内より前には発症しなかった245人に関して、日曜の昼食における食事項目別の発症割合を計算した（表1-6）。七面鳥を食べた人は食べなかった人に比べて4.6倍発症する確率が高かった。135人の発症者のうち、124人（24％）は七面鳥を食べ、115人（85％）は、6時間後以降に発症という病気の症例の定義に合致していた。量反応関係も七面鳥に関しては観察された：「3噛み以下」の人の発症は23％、ちょこっとだけ盛った人の発症は58％、普通盛りの人の発症は58％、大盛りの人は

62%だった。

訳注：

　まず、土曜日の昼食、日曜日の朝食、という具合に、食事毎に分析し、その後で、七面鳥、ハムという具合に、食事項目毎に分析していることに注目！　どちらも「曝露」として取り扱っているが、レベルの違う曝露であることに注目していただきたい。同様に、病原性大腸菌 O157：H7 のように多彩な病像を呈する感染症の場合には、「症状」の定義を変えて分析することも可能である。その際には、HUS のような特徴的な症状に絞ると、相対危険度は際だってくるが、逆に分析数が減って値が不安定になってくる。症例の定義を広く取ると分析数が増えて値が安定するが、雑多な原因による下痢が含まれてきて相対危険度は低下する。

文献：Luby SP, Jones JL, Horan JM: A large salmonellosis outbreak catered by a frequently penalized restaurant.　Epidemiology and Infection; 110: 31-39.

◆表1-5　1990年8月のサウスカロライナ、グリーンビレでのサルモネラ食中毒アウトブレイクで、見本市の食事を食べた人の間での食事毎の疾患リスク。

食事	食事を食べた			食事を食べなかった			相対危険度 (95%信頼区間)
	合計 (人)	症例 (人)	発症割合 (%)	合計 (人)	症例 (人)	発症割合 (%)	
土曜朝食	91	29	32	276	106	38	0.8(0.6-1.2)
土曜昼食	252	86	34	115	49	43	0.8(0.6-1.2)
土曜夕食	181	78	43	186	57	31	1.4(1.1-1.9)
日曜朝食	104	43	41	248	77	31	1.3(1.0-1.8)
日曜昼食	245	120	49	107	0	0	無限大

症例の総数は 135 にはならない。なぜなら食事前あるいは食事後6時間以内の発症の人は、この食事に関する分析から除いたからである。

第1章　潜伏期間が短い病気の場合の疫学調査

◆表1-6　日曜昼食を食べた人に関する食事項目別の発症割合。

食材	食事を食べた			食事を食べなかった			相対危険度
	合計(人)	症例(人)	発症割合(%)	合計(人)	症例(人)	発症割合(%)	(95%信頼区間)
七面鳥	204	115	56	41	5	12	4.6 (2.0, 10.6)
ハム	121	65	54	122	54	44	1.2 (0.9, 1.6)
ドレッシング	186	99	59	53	21	36	1.5 (1.0, 2.2)
グレービーソース	159	85	53	85	35	41	1.3 (1.0, 1.7)
マカロニ	139	76	55	106	44	42	1.3 (1.0, 1.7)
豆	183	96	52	61	23	38	1.4 (1.0, 2.0)
トウモロコシ	153	80	52	61	23	38	1.2 (0.9, 1.6)
ロールパン	158	78	52	92	40	43	1.0 (0.8, 1.3)
バター	88	47	53	157	72	46	1.2 (0.9, 1.5)
紅茶	203	102	50	42	18	43	1.2 (0.8, 1.7)
コーヒー	28	9	32	217	111	51	0.6 (0.4, 1.1)
クラベリーソース	74	42	57	171	78	46	1.2 (1.0, 1.6)

> 問題1-1：上記の演習問題の2つの表を、先に示したコホート研究における表（2かけ2表）に整理して示すと、それぞれいくつの表が完成するであろうか？　また、実際に、2かけ2表に変換して示してみよう。

　学校給食や例題のようなコンベンションでの集団食中毒事件では、症状が出た人と出なかった人という軸でも、問題となる食事を食べた人と食べなかった人という軸でも、症例対照研究とコホート研究の両方の方法を取ることができる。このことから分かるように、実は症例対照研究とコホート研究は眺め方が異なっているだけで、同じことをやっていることに気づいていただければ幸いである。従ってすでに述べたように、コホート研究で計算したコントラストの指標を、リスク比ではなくオッズ比で計算することもしばしばある。{（e人）×（h人）}÷{（f人）×（g人）}と計算する。よく見ると、リスク比の式を転換するとこれと同じような式になる。ただ、リスク比の方では足し算が入っている分だけオッズ比に比べて、数学的に「切れ味が悪い」という感じがするだろう。これらのコントラスト（関連）の指標を理論的に整理するという

作業は、この本の後半（第3章）に回したいと考えている。

　もちろん、このような調査方法は事件毎、原因食品毎によって変わってくるので、この事件の調査方法をそのまま当てはめることはできない。しかし疫学の方法論の基本を押さえておけば、様々な調査方法が短い時間のうちにいろいろと頭に思い浮かんでくるのである。そしてその基本形としては、とりあえずは上記の症例対照研究とコホート研究の2種類を勉強しておけば良いこととする。とにかく、食中毒事件の調査とその後の判断や行政措置に当たっては、上記のような2かけ2表が必要なのである。マスコミ関係者の方々は、「食中毒事件の患者数が何人か」ということを一桁まで正確に示せと記者会見で息巻くよりは、このような2かけ2表が行政によって作成されているのかどうかを確認するべきであろう。2かけ2表の作成と読み方に習熟することは、それぞれ疫学データの分析と読解における基本である。本書はこの2かけ2表を中心として話題が展開する。

　早く疫学の基本を教えてくれという読者もあるだろうが、それは後に置いておき、またもや、回り道をしてみよう。

問題 1-2：「はじめに」で示した SARS に関するデータでは、オッズ比を計算するべきだろうか、リスク比を計算すべきだろうか？　また選んだ方を実際に計算してみよう。

食中毒事件とは何か

　食中毒事件は病因物質で分けると、細菌、ウイルス、化学物質、自然毒（自然毒の代表例はふぐ毒のテトラドトキシン）、その他に分類されていることはすでに表で示した。そして病因物質の判明は対策や食品衛生法を発動する際の必要条件ではなく、もし病因物質の判明にこだわれば、誤りだけではなく大惨事につながり得ることも説明した。ここで、食中毒事件における対処の基本を提示している食品衛生法について見てみよう。

第1章　潜伏期間が短い病気の場合の疫学調査

食品衛生法

[目的]
第1条
この法律は、飲食に起因する衛生上の危害の発生を防止し、公衆衛生の向上及び増進に寄与することを目的とする。

[定義]
第2条
この法律で食品とは、すべての飲食物をいう。ただし、薬事法(昭和三十五年法律百四十五号)に規定する医薬品及び医薬部外品は、これを含まない。

(中略)

[不衛生な食品又は添加物の販売等の禁止]
第4条
左に掲げる食品又は添加物は、これを販売し(不特定又は多数の者に授与する販売以外の場合を含む。以下同じ。)、又は販売の用に供するために、採取し、製造し、輸入し、加工し、使用し、調理し、貯蔵し、若しくは陳列してはならない。
　一　腐敗し、若しくは変敗したもの又は未熟であるもの。但し、一般に人の健康を害う虞がなく飲食に適すると認められているものは、この限りでない。
　二　有毒な、若しくは有害な物質が含まれ、若しくは附着し、又はこれらの疑いがあるもの。但し、人の健康を害う虞がない場合として厚生大臣が定める場合においては、この限りでない。
　三　病原微生物により汚染され、又はその疑いがあり、人の健康を害う虞があるもの。
　四　不潔、異物の混入又は添加その他の事由により、人の健康を害う虞があるもの。

[中毒に関する届け出、調査及び報告]
第27条

食品、添加物、器具若しくは容器包装に起因して中毒した患者若しくはその疑のある者を診断し、又はその死体を検案した医師は、直ちに最寄の保健所長にその旨を届け出なければならない。

②保健所長は、前項の届け出を受けたときには、政令の定めるところにより、調査し、且つ、都道府県知事に報告しなければならない。

③都道府県知事は、前項の規定による報告を受けたときは、政令の定めるところにより、厚生労働大臣に報告しなければならない。

[罰則]
第31条
　次の各号の一に該当する者は、これを6箇月以下の懲役又は3万円以下の罰金に処する。
　一第5条第2項、第10条第2項(第29条第1項及び第3項において準用する場合を含む。)、第11条第2項(第29条第1項において準用する場合を含む。)、第12条(第29条第1項において準用する場合を含む。)、第14条第1項(第29条第1項及び第3項において準用する場合を含む。)第15条第4項(第29条第1項において準用する場合を含む。)又は第27条第1項(第29条第1項において準用する場合を含む。)の規定に違反した者

　第2条から見て分かるように、食品衛生法の食品とは薬以外の全ての飲食物であることが分かる。従って食中毒事件とはすべての飲食物に起因する衛生上の危害が発生した事件になる。では、「食中毒事件」ではなく「毒物中毒事件」として報じられた1998年の和歌山のヒ素混入カレー事件はどうなのであろうか？　実は、あれは食中毒事件なのである。病因物質がヒ素（化学物質）であった食中毒事件なのである。そして次章で説明するように、潜伏期間が極めて短かったために（ほとんどの患者が、食べた現場のすぐ近くでおう吐するという症状を発症している）、細菌を病因物質とする食中毒事件ではないと判断するべきなのである。

　当時、某月刊誌に掲載された中学生の夏休みの宿題が、この事件を取り扱ったとして話題になった。この中学生の夏休みレポートは、和歌山ヒ素混入カレー事件の病因物質が、細菌ではないことを見抜き、しかも

それが青酸化合物ではないことを見抜いたのである。しかしそれを文中では「食中毒事件ではなく毒物中毒事件である」と表現してしまったわけである。しかし、用語の使い方の誤りを責めるより、インターネットで情報を収集して上記について中学生がよく見抜いたと評価するべきであろう。むしろ、用語の誤りを誰も指摘しなかった不親切が問題であると言うべきであろう。

　一般社会では、食中毒事件のイメージが細菌を病因物質とする食中毒事件として染みついているので、「食中毒事件」ではなく「毒物中毒事件」とされている。この習慣はその後も、雪印事件や 2002 年の中国の毒まんじゅう事件に関する報道に影響を与えた。単に「化学物質を病因物質とする食中毒事件」＝「毒物中毒事件」として間違えただけなのであるが、これでなぜ不都合が生じるか、「原因食品」と「病因物質」について考えていただいたときと同様に少し考えてみていただきたい。

　疫学においては「考えること」は、非常に重要である。考える癖をつけよう。

オマケ：アウトブレイクとフィールド疫学

　フィールド疫学のテキストにはフィールド疫学は一般に次のような特徴を持つと書かれている。
1　問題は予期せざるものである。
2　適時的な対応が要求される可能性がある。
3　公衆衛生疫学者が、問題を解決するために現場に赴く必要がある。
4　調査の程度は限られる傾向にある。なぜなら適時的な介入をしなければならないからである。

医学というものが、診察室に限られたものではないことがよく理解していただけると思う。また、この本には疫学的なフィールド調査の標準として、次のことがあげらあれる。
①　適時的（timely）であること。
②　地域における重要な公衆衛生学的問題を位置づけ、これは標準的な公衆衛生学的指標（発生率、重大な状態の発生率、死亡率）か、地域

の関心によって定義づけられる。
　③　迅速に必要とされる資源を検証し、それらを適切に割り当てること。
　④　記述疫学もしくは／かつ分析疫学の適切な方法を採用すること。
　⑤　原因や病因物質の同定を可能にするのに十分な程度まで原因を探索すること、
　⑥　迅速な対策と長期の介入を確立すること。
　医学の一分野としてこのような分野があることが、皆さんには意外であるのも無理はない。日本は、フィールド疫学者が絶対的に不足しているのである。わが国全体でもつい最近まで皆無であった。

第2章

潜伏期間について

実は食中毒事件で、私たちが直接分かり得ることは、「食べた」ということと「(おう吐や下痢等の)症状を起こした」という二つの事実しかないということから、第1章の答えを推察していただきたい。「食べた」ということと「症状を起こした」ということしか分からないのであれば、「食中毒事件」か「毒物中毒事件」か、を区別しても無意味なのである。無意味どころか、「毒物中毒事件」と呼んでしまうことにより「食」という言葉が消えてしまい、食品衛生法の対象でなくなってしまうという錯覚さえ起こしかねない。できるだけ迅速な対応が必要とされる食中毒事件においては、これでは百害あって一利なしということになってしまうのである。

　私たちにとって、「食べた」ということと「症状を起こした」ということしか現象として分からないということは、この章の以下の議論で非常に重要となってくる。私たちが肉眼で何が分かるのかということと、肉眼以外のレベルで何が起こっているのかということを区別することは、食中毒事件に限らず「事件」というものを考える上で非常に重要になる。しかし現在社会においては、しばしばこの区別が曖昧にされ、見えもしないことをまるで見てきたかのごとく語りがちになる。このようなことは私に限らず多くの人たちが経験していることであろう。

　この「肉眼で何が分かるのかということと、肉眼以外のレベルで何が起こっているのかということ」との区別は、さらに食品衛生法という法体系自体にも疑問を投げかけることになるのであるが、そのことに関しては第3章の最初に論じることとする。

潜伏期間の内容

　「食べた」という出来事をこれからは「曝露」(exposure)、「症状を起こした」という出来事をこれからは「発症」(disease onset)とも呼ぶこととする。潜伏期間というのは、この曝露と発症との間の時間を、このように呼んでいる。この潜伏期間についてもよく考えるとさらに整理ができる、と理論疫学者ロスマンが論文で説明している。

第 2 章　潜伏期間について

◆図 2-1　潜伏期間の内容

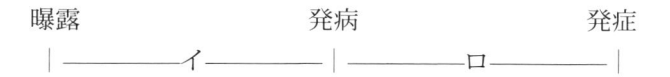

```
曝露                    発病                    発症
 |―――――イ――――― |―――――ロ――――― |
```

　ロスマンは、曝露と発症の間には、病気の進行がもう発症に至るまで後戻りできない状態になる瞬間があるはずだと言うのである。この瞬間を「発症」と区別して、ここでは「発病」と呼んでみよう。「発病」は曝露した人の体の中で起こっているために、私たちには知りようがない。がんのような進行性の病気を想像していただくと理解しやすいかもしれない。

　曝露と発病の間（図には「イ」として示している）を導入期間（induction time）、発病と発症の間（図には「ロ」として示している）を未発見期間（latency）と呼んでみよう。そうするとこれまで潜伏期間と呼んできたものは、「イ」と「ロ」の合計ということになる。この合計を経験的導入期間（empirical induction time）とロスマンは呼んでいるが、この本では簡略化するために、経験的導入期間を潜伏期間と呼ぶことにしよう。「経験的（empirical）」という言葉には、我々にはこれしか知り得ない（経験できない）という意味がこもっている。麻疹（はしか）はおよそ 12 日間の潜伏期間、水痘症（水ぼうそう）はおよそ 14 日間の潜伏期間であると学生時代に習った記憶がある。学校で感染した兄弟が水痘症を家に持ち込んでから弟や妹が発症するまでの期間を観察すると、私たちにもその潜伏期間を知ることができる（ただし、麻疹でこのような観察を実現させるべきではない、決められた期間に予防注射を受け発病させないようにしよう。なぜなら今でも麻疹はとても危険な病気なのだから）。

　知り得ない「発病」時期の定義をしたところで、どのような役に立つのかと言われるかもしれない。しかしこのような整理をすることにより、曝露した人全員が発病するわけではないというような、発病に関して一般的に言えることを説明できるのである。なお、がん検診によって早期発見をする場合には、ロの未発見期間が短くなることを意味する。ロの

未発見期間は人為的に短縮することができるが、イの導入期間は人為的に短縮することはできない。

　特徴的なウイルス性の疾患では上記のようなことを観察できる。しかし食中毒事件では、発症だけは目につくが、曝露を知るにはそれなりに情報が必要で、従って潜伏期間を知るにも情報が必要である。とりあえずありきたりの病因物質別の潜伏期間一覧表を見てみよう。もちろん、これはあくまでも目安である。

潜伏期間からみた食中毒事件の分類

　せっかくなので、食中毒事件についてもう少しウンチクを深めてみよう。CDCが作成したEpiInfo2002という疫学調査分析用の無料ソフトの日本語版があるが、その中の「ヘルプ」の「チュートリアル」に示された「オスウェゴ」の中に、「潜伏期間からみた食中毒事件の分類表」が掲載されている。小松裕和医師の翻訳である。このように並べてみると食中毒事件の全く異なった見方が見えてくる。

◆表2-1　食物由来の症状の潜伏期間と症状

米国食品医薬品局　食物安全性と応用栄養センター　食物由来の病原性微生物と　自然の毒素ハンドブック

食物由来の症状の潜伏期間と継続期間と症状

症状のおおよその潜伏期間	主な症状	関連する微生物あるいは毒素
上部胃腸管の徴候（吐き気、嘔吐）は最初に生じるか、または顕著です。		
1時間以内	吐き気、嘔吐、異味感、口のやけど。	金属塩
1～2時間	吐き気、嘔吐、チアノーゼ、頭痛、めまい、呼吸困難、痙攣、虚弱感、意識の損失。	亜硝酸塩

第 2 章　潜伏期間について

1〜6時間、平均2〜4時間	吐き気、嘔吐、むかつき、下痢、腹痛、極度の衰弱。	黄色ブドウ球菌 およびその腸毒素
8〜16時間（2〜4時間で嘔吐が起こりうる）	嘔吐、腹痛、下痢、吐き気。	セレウス菌
6〜24時間	吐き気、嘔吐、下痢、のどの渇き、散瞳、血管虚脱、昏睡状態。	テングタケ属毒キノコ
のどの渇きと呼吸器症状が生じます。		
12〜72時間	のどの渇き、発熱、吐き気、嘔吐、鼻水、時に皮膚の発疹。	化膿性連鎖球菌
2〜5日	咽頭炎・鼻炎、灰色滲出液の拡がり、発熱、悪寒、のどの痛み、倦怠感、嚥下困難、頸部リンパ節の腫脹。	ジフテリア菌
下部消化管症状（腹痛、下痢）が最初に顕著です。		
2〜36時間、平均6〜12時間	腹痛、下痢、ウェルシュ菌に関連した腐敗性の下痢、時に吐き気や嘔吐。	ウェルシュ菌、セレウス菌、糞便連鎖球菌、ヘシウム菌
12〜74時間、平均18〜36時間	腹部疝痛、下痢、嘔吐、発熱、悪寒、倦怠感、吐き気、頭痛が起こりうる。時に血性または粘液性下痢、ビブリオ・ブルニフィカスに伴う皮膚病変。エルシニア菌 はインフルエンザや急性虫垂炎様の症状。	サルモネラ属（アリゾナ菌を含む）、赤痢菌、腸原性大腸菌、他の腸内細菌、腸炎ビブリオ、エルシニア菌、緑膿菌(?)、エロモナス属、プレシオモナス属、カンピロバクター、コレラ菌（O1型と非-O1型）ビブリオ・ブルニフィカス、ビブリオ・フルビアリス
3〜5日	下痢、発熱、嘔吐、腹痛、呼吸器症状。	エンテロウイルス属

1～6週	粘液性下痢（脂肪便）腹痛、体重減少。	ランブル鞭毛虫
1～数週	腹痛、下痢、便秘、頭痛、傾眠状態、潰瘍、変化しやすい しばしば無症状。	赤痢アメーバ
3～6ヶ月	イライラ感、不眠、心窩部痛（空腹時）、食欲不振、体重減少、腹痛、ときに胃腸炎症状。	無鉤条虫、有鉤条虫
神経学的症状（視力障害、めまい、刺すような痛み、麻痺）が生じます。		
1時間以下	*** 消化器症状　かつ/または神経学的症状（貝毒）を参照（この付表）	貝毒
	胃腸炎症状、いらいら感、視力障害、胸痛、チアノーゼ、攣縮、痙攣。	有機リン
	唾液分泌過多、発汗、胃腸炎症状、不整脈、縮瞳、喘息様呼吸。	ムスカリン型 マッシュルーム（ベニテングダケ）
	刺すような痛みとしびれ、めまい（ふわふわ感）、蒼白、胃出血、皮膚の落屑、眼位固定、反射の消失、攣縮、麻痺。	テトラドントキシン（テトロドトキシン）
1～6時間	刺すような痛みとしびれ、胃腸炎症状、めまい（ふわふわ感）、口渇、筋痛、散瞳、視力障害、麻痺。	シガテラトキシン
	吐き気、嘔吐、刺すような痛み、めまい（ふわふわ感）、虚弱感、食欲不振、体重減少、錯乱。	有機塩素化合物

2時間〜6日、一般的には12〜36時間	めまい（ぐるぐる感）、複視または視野障害、対光反射の消失、嚥下困難、発語困難、呼吸困難、口渇、虚弱感、呼吸麻痺。	<u>ボツリヌス菌</u>とその神経毒
72時間以上	しびれ、脚の虚弱感、痙性麻痺、視力障害、失明、昏睡。	有機水銀
	胃腸炎症状、脚の痛み、ぎこちない鶏歩、脚首と手首の底屈。	リン酸トリオルトクレシル

アレルギー症状（顔面の紅潮、かゆみ）が生じます。

1時間以下	頭痛、めまい（ふわふわ感）、吐き気、嘔吐、コショウを食べている感じ、のどの灼熱感、顔面腫脹と紅潮、胃痛、皮膚のかゆみ。	<u>ヒスタミン（スコンブロイド中毒）</u>
	口周囲のしびれ、刺すような痛み、紅潮、めまい（ふわふわ感）、頭痛、吐き気。	グルタミン酸ナトリウム
	紅潮、温熱感、かゆみ、腹痛、顔面と脚の腫れ。	ニコチン酸

全身性感染の症状（発熱、悪寒、倦怠感、虚脱、かゆみ、リンパ節腫脹）が生じます。

4〜28日、平均9日	胃腸炎症状、発熱、眼の浮腫（眼窩周囲や結膜）、発汗、筋肉痛、悪寒、虚脱、努力性呼吸。	旋毛虫
7〜28日、平均14日	倦怠感、頭痛、発熱、咳、吐き気、嘔吐、便秘、腹痛、悪寒、バラ疹、血性便。	<u>チフス菌</u>
10〜13日	発熱、頭痛、筋肉痛、発疹。	トキソプラズマ

10〜50日、平均25〜30日	発熱、倦怠感、疲労感、食欲不振、吐き気、腹痛、黄疸。	病因物質はまだ分離されていない おそらくウイルス
病気によってさまざま	発熱、悪寒、頭痛や関節痛、虚脱、倦怠感、リンパ節腫脹、疑いのある病気のその他特異的な症状。	炭疽菌、マルタ熱菌、ウシ流産菌、ブタ流産菌、コクシエラ菌、野兎病菌、リステリア菌、結核菌、マイコバクテリウム属、パスツレラ菌、ストレプトバシラス菌、カンピロバクター、レプトスピラ属。
消化器症状　かつ／または　神経症状 －（貝毒）		
0.5〜2時間	刺すような痛み、灼熱感、しびれ、嗜眠状態、支離滅裂な話し、呼吸麻痺。	麻痺性貝毒（サキシトキシン）
2-5分〜3-4時間	温感と冷感の逆転、刺すような痛み；唇や舌、のどのしびれ；筋痛、めまい（ふわふわ感）、下痢、嘔吐。	神経性貝毒（ブレボトキシン）
30分〜2-3時間	吐き気、嘔吐、下痢、腹痛、悪寒、発熱。	下痢性貝毒（ジノフィシストキシン dinophysis toxin、オカダ酸、ペクテノトキシン、イェッソトキシン yessotoxin）
24時間（消化器症状）〜48時間（神経症状）	嘔吐、下痢、腹痛、錯乱、記憶障害、見当識障害、痙攣、昏睡。	記憶喪失性貝毒（ドウモイ酸）

1992年1月（アメリカCDC）

第2章　潜伏期間について

食中毒事件としての水俣病

　公害としては有名な水俣病事件も、食中毒事件として眺めると、化学物質を病因物質とする代表的な食中毒事件である。ここでは、当初、伝染性の疾患ではないかと疑われた水俣病が、水俣湾産の魚介類を原因食品とする食中毒症であると判断されるまでを簡単に振り返ってみることにしよう。

　『水俣病事件四十年』（宮澤信雄著：葦書房）には次のような表現がなされている。

　「1956（昭和31）年4月下旬チッソ附属病院に、水俣市月浦の漁師田中義光の幼い娘達、静子と実子が相次いで入院した。小児科の野田兼喜医師は、姉妹が共に原因不明の特異な神経症状をあらわしていることに衝撃を受けた。前にも大人で、似たような患者を診たことを思い出した。伝染病かもしれないと考えて細川チッソ附属病院院長と相談した。細川も容易ならぬ事態だと思い、とにかく保健所に届けることにした。5月1日のことであり、これが水俣病の公式発見とされている。（中略）5月8日細川は、熊本大学医学部小児科教授長野祐憲に診察してもらったが、長野も診断は下せなかった。病気の起き方から見て誰もが伝染病だと思った。同日5月8日、西日本新聞が水俣病について最初の報道をした。5月1日野田医師が保健所にかけつけた時たまたま居合わせた西日本新聞の記者が、伊藤（津田注：水俣保健所長）の衛生部への報告をスクープしたのである。『死者や発狂者出る／水俣に伝染性の奇病』」

　これが、約半年経った後における同年11月3日発表の「水俣病地方に発生せる原因不明の中枢神経系疾患に関する中間報告」（熊本大学医学部水俣病研究班：昭和41年3月発行「水俣病－有機水銀中毒に関する研究－」より）では、次のように表現されている。「熊本大学医学部で、研究班員、県衛生部、水俣奇病対策委員出席のもとに、研究の中間報告会を開催。この報告会では、勝木（内科）、長野（小児科）、武内（病理）、六反田（微生）、喜田村（公衆衛生）、入鹿山（衛生）教授等の11月3日までの研究

47

結果の発表があり、本疾患は初めに考えられていた細菌あるいは濾過性病原体などによる伝染性疾患の疑いは極めて薄くなり、むしろ或種の重金属による中毒と考えられ、その中毒物質としてマンガンが最も疑われ、人体への侵入は、主として現地の魚介類によるものであろうと発表された」。

この間に行われた調査とその判断は、今日行われる疫学調査とは少し違うものの、疫学的・論理的に調査が行われており、我が国でもまだあまり紹介されていないのでここで紹介してみよう。

まず、熊本大学医学部の公衆衛生学教室は、患者が発症した順番に地図上に番号を打っていった。そうすると、発症した順番がばらばらであることが分かった。伝染性疾患であれば、ある地点を初めにある程度順番に発症してゆくように番号が打てるはずである。また、患者の介護をしている医療従事者に発症者がいないことも同様に伝染性疾患ではないことを示していた。例えば2003年のSARS（重症急性呼吸器症候群）の場合は、患者の看護をした医師や看護婦などの医療スタッフにまず感染が拡がったが、その様な場合とは水俣病では全く異なっていたことも参考になるであろう。

水俣病では、患者等の家で飼っていたネコがまず水俣病様の症状を呈したことは有名である。そうすると、ネコ以外の動物はどうだったのであろうか？

「その他の家畜の死亡数は第10表（表2-2のこと）のごとくであり、その死亡状況は判然としえないが、聴取によればこの中で豚5頭と犬1頭は、いずれも魚貝を摂食して猫と略々似た症状を呈して死亡したものと認められるのである」（喜田村正次ほか：「水俣地方に発生した原因不明の中枢系疾患に関する疫学調査成績」1957年、熊本医学会雑誌第31巻；補冊第1：1-9)

「患家」と「対照」というのは、喜田村がこの間行った疫学調査において家単位で調査結果をまとめていることから生じた独特の言葉である。「患家」というのは「水俣病患者が発生した家」のことで、「対照」とい

うのは「水俣病患者が発生していない家」のことである。

疫学は人間だけでなく動物の観察にも応用できる。以下の表 2-2 に示された患家と対照の家におけるネコ以外のそれぞれの家畜に関して、関連の指標であるオッズ比を計算してみよう（犬を基準にして計算してみよう）。豚のオッズ比が上昇していることが分かるだろう。猫に著しく病気が多発していることと併せて考えれば、やはり魚が関連していると考えられる。

水俣病の当初の疫学調査は、今日の疫学から言うと洗練はされていないが、伝染性疾患ではないということを記述するために、あの手この手と非常に丁寧な観察が行われている。観察した内容を、できるだけ分析をせずに記述していく手法を「記述疫学」と言う。記述疫学にもある程度決まった行い方があるので、そのことを後程説明したい。ともあれ、当初の水俣病に関する調査からは、感染症ではないことを確かめなければならないという現場の緊迫感が伝わってくる。

◆表 2-2　ネコ以外の家畜飼育状態

	患家		対照	
	現在飼育している数	最近数年間の死亡数	現在飼育している数	最近数年間の死亡数
兎	8	0	29	2
犬	10	3	6	1
山羊	3	1	3	1
馬	1	0	1	0
牛	0	0	3	0
豚	26	5	53	3
鶏	85	2	313	0

では、水俣湾産の魚介類が原因食品であろうということは、どのように決定されたのであろうか？　これは症例対照研究デザインであるが、例によって「家」単位の調査である。

◆図2-2 水俣湾周辺における患者の発生順序

（「水俣病の医学」青林社刊より）

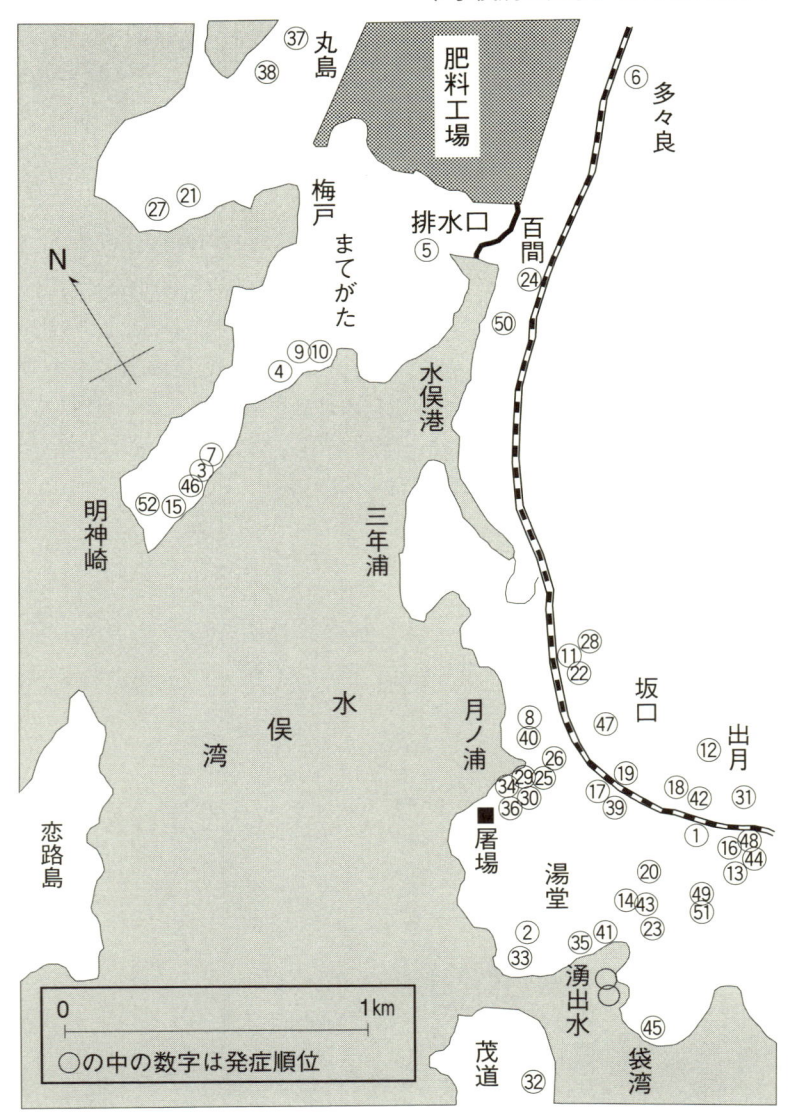

図1、表1・2-熊本医会誌、31（補1）：1,1957

第2章　潜伏期間について

◆表 2-3　患者発生世帯と職業：熊本大学医学部公衆衛生学教室

	漁業	農漁業	農業	その他	合計
患家	22 人	4 人	2 人	12 人	40 人
対照	10 人	3 人	15 人	40 人	68 人
オッズ比	16.5	10.0		2.25	
(95%C.I.)*	(2.80-164.67)	(0.84-142.18)		(0.42-22.82)	

　*農業を基準にして、EpiInfo ver.6.03 で計算した。95%C.I. とは 95% 信頼区間のことである。

演習問題 2-1：上記の表を 2 かけ 2 表にすれば、どれだけの数の表になるだろうか？

　この表で、漁業関係の家において患者が多発していることが分かる。さらに次の表で、水俣湾内の魚を頻回に食べていれば食べているほど患者が多発していることも分かる。これまでの、伝染性の疾患ではないこと、人畜共に魚が関連していると思われること、そして水俣湾内の魚を頻回に食べれば食べるほど患者が多発していることなどを考慮して、1956 年 11 月 3 日の熊本大学医学部の発表に至ったと思われる。

◆表 2-4　魚介類の摂取状況：熊本大学医学部公衆衛生学教室

魚介類の摂取状況

	毎日食べる	週 2-3 回食べる	月 2-3 回食べる
"患家"			
水俣湾内の魚	25 人	10 人	5 人
OR(95%C.I.)*	12.92(3.56-50.12)	2.48(0.66-9.73)	1.00 人
かき貝類	5 人	11 人	24 人
OR(95%C.I.)	0.54(0.14-1.96)	0.57(0.21-1.50)	1.00 人
水俣湾外の魚	2 人	2 人	36 人
OR(95%C.I.)	0.14(0.02-0.76)	0.10(0.01-0.48)	1.00 人
"対照"			
水俣湾内の魚	4 人	19 人	45 人
かき貝類	5 人	12 人	51 人
水俣湾外の魚	12 人	25 人	31 人

　*粗オッズ比とその 95% 信頼区間は「対照の、湾外からの魚の摂取」を比較群として EpiInfo ver. 6.03 を用いて推定した。

> 演習問題 2-2：上記の表を 2 かけ 2 表にすれば、どれだけの数の表になるだろうか？

　しかしここまでの証拠をそろえながら、熊本大学医学部の研究者達は行政の説得に失敗している。「多少弁解がましくなるが、熊本水俣病の場合も軽微症状の患者を見つけ出す努力を怠ったわけではない。当初の疫学調査の結果、原因は水俣湾でとった魚貝を反復大量に摂取することによる中毒症であるとつきとめたが、その有毒物質が明確に示されないかぎり湾内の漁獲禁止はできないとの行政当局に憤然とした我々は、教室の全力をあげて毒物検索のための化学分析ならびに動物実験に取りかかった」（喜田村正次：「水俣病の"疫学"」青林社刊『水俣病』に収録）。しかし、動物実験はともかくも、まず学者は行政の誤りを論理的に説得し、その誤りを改めさせるべきであったと考える。

　行政の中ではどうだったのだろうか？　蟻田重雄熊本県衛生部長は、水俣を訪れた際の患者の話から魚が原因食品であることに実感を抱いたようである。しかし「すると、水上副知事から『蟻田さん、ああたはこれから八代より南には行かんでよございます』と禁足されました」と衛生部長が後に語っているのである（宮澤信雄著：『水俣病事件 40 年』葦書房）。熊本県において「八代より南」とは、当然水俣市を指す。行政中枢部の意志は固かったのである。そして、水俣湾から不知火海に向けて魚介類の汚染が拡がってゆくことが次の記載からも分かる。「1957 年には新患者の発生は認められなかったがネコの発症は引き続いて認められ、1958 年に入って再び患者が発生し始めたとともにネコの発症も相次いで、これらの被害地域はしだいに拡大した。その様相については熊本医学会誌に発表した数編の原著論文をご参照いただきたい」（喜田村正次：「水俣病の"疫学"」青林社刊『水俣病』に収録）。

　本書は水俣病事件の記載が目的ではないので、次の項目に移ろう。しかし、伝染性疾患から食中毒事件へと判断を変更する証拠を揃えるのにも疫学が利用されていることを、記憶にとどめておいていただきたい。

　なお、1968 年のカネミ油症事件も化学物質を病因物質とする食中毒

事件である。そして水俣病事件（注）と同様に食中毒事件としての適切な処理が行われず、水俣病事件と同様に大量の「未認定食中毒患者」を生み出して社会的に大問題となった。水俣病事件の当初に内科の担当者であった勝木司馬之助教授が、カネミ油症事件の際にも油症研究班の班長になったことと無縁ではないと思われる。

アウトブレイク調査

　交通の発達は社会構造を変え、経済構造を変え、そして様々な物資や情報を運んでくれる。しかしありがたくない面もある。病気を運んでしまうこともそのありがたくない側面の一つである。梅毒は、中世が終わり大航海時代に入ってもたらされた。ただ、大航海時代には急激に発症し死に至るような病気が拡がることはあまりなかった。船自体がある種の隔離病棟の役割も果たしたからである。しかし、飛行機は半日で地球の裏側まで患者を運んでしまう。このように高速で広範囲に人々が行き交う社会において病気の集団発生が生じた場合には、できるだけ早くその原因を突き止め適切な対策を行うことが必要である。アウトブレイク調査は、そのような調査と対策を含む一連の流れを言う。アウトブレイクとは病気の集団発生（集団でなくても異常発生と思われるならばよい）を指す英語である。

　アウトブレイク調査は、疫学では救急医療に相当する非常に重要なノウハウである。保健医療関係の大学を卒業した後のコースとしては、最もエキサイティングな分野であると、アメリカ人が表現していたのを見たことがある。そして我が国においては医学の取り組みが最も遅れている分野でもある。わが国におけるその人材は、国際比較をしてみると極端に少ない。アウトブレイク調査にはもちろん食中毒事件の際の疫学調査も含まれる。

　疫学者は普段から疾患のアウトブレイクを探しに町中をうろついているわけではない。普段はオフィスでサーベイランス情報を検索したり、各地のアウトブレイク調査の情報を受け取ったり、自身の疫学の勉強を

したりしている。そしてサーベイランス情報、届け出、マスコミからの情報、通報等々で、ひとたびアウトブレイク発生の疑いが生じると、オフィスを出て調査に向かう。この時までの疫学者の調査を受動的サーベイランス、調査に向かって後の調査を能動的サーベイランスと呼ぶこともある。

アウトブレイクの発生が確かめられたら、そこからが記述疫学調査の始まりである。その具体例としては水俣病の初期の調査で説明したが、ここで改めて解説する。

オマケ 2-1：サーベイランス

サーベイランスの詳しい説明は第6章でおこなう。サーベイランスの対象となっている疾患はいくつかある。例えば麻疹（はしか）の届け出とその集計などはその代表である。このような疾患は週毎に定点観測地点から受診患者数が報告されてくる。毎年のデータが蓄積されていて、だいたい第何週はどれくらいの発生数であるかは定まっている。この予想数（期待数）を上回った患者数が観測された時に、アウトブレイクの発生が疑われることになる。

記述疫学（時間・場所・人の特徴）

記述疫学と改めて言ったところで、何か実体があり必ずこれをしなくてはならないわけではない。しかし私は、記述疫学とその結果を受けての熟考が疫学の醍醐味であると思っている。ここで、どこまで考えて次のステップに行くかが非常に重要となるからである。

記述疫学の三要素と呼ばれるものがある。「時間（Time）」・「場所（Place）」・「人（Person）」である。これだけ言われても何のことか分からないので具体的に説明する。その前に、曝露（原因）から発症（結果）に至るまでの潜伏期間のことを思い出していただきたい。疾患のアウトブレイクが観察されるまでは、誰も曝露が起こっていることなど考えるまでには及ばない。記述疫学とは、疾患が発生した（結果が起こった）時間・

場所・人から、曝露（原因）発生の証拠もしくは痕跡を探る作業である。従って、潜伏期間が短い疾患の発生ほど、疾患が発生した時間・場所・人にその情報を色濃く残していることになる。潜伏期間が長くなればなるほど、疾患が発生した時間・場所・人は曝露が発生した時間・場所・人からずれてくることになる。とりわけ時間は経ち、人は移動するので、時間と場所については、ずれが避けられなくなる。

　時間（Time）は、通常、横軸に時間（時間単位・日単位・週単位など）、縦軸に発生患者人数を示すヒストグラムで描かれる。通常、流行曲線（Epidemic Curve）と呼ばれる。要するに単位時間毎に人数を数え上げているのである。人数を数え上げるわけであるから、何をもって「患者」とするかという「症例の定義」が重要である。例えば、消化器症状を主とするようなありがちな集団食中毒事件であれば、「水溶性下痢2回以上かつ、嘔吐1回以上」というような具体的な定義をして、それに合致すれば患者1名と数え上げる。症例の定義には、このような症状以外にも、時間（例えば、いつからいつまで）、場所（例えば、どこそこに渡航経験がある）、人（例えば、ある小学校の生徒）などの、記述疫学の三要素に基づいた条件も入れることがある。なお、「はじめに」で示した SARS に関する症例対照研究での「感染者」についての症例の定義は、「38℃以上の発熱かつ肺炎を示す胸部レントゲン像かつ以下の内、2つの症状を揃えた症例」。「以下の症状」とは、「悪寒、新規の咳、全身倦怠、悪化の諸症状。ただし、すでに判明している病因による病気、肺葉性の悪化レントゲン所見、もしくは48時間以内に抗生物質に反応した症例は除く」であった。もちろんこれは世界でおこなわれているサーベイランスの定義とは異なる。調査の目的により症例の定義は変えることができる。症例の定義を切れ味良く行えることができるのが疫学者の醍醐味の一つである。

　流行曲線から、曝露時期を読みとることもできるが、一般的にはそれで決定できるものでもない。また、すでに示した潜伏期間の一覧表などが参考になるかもしれないが、あまりそれに引きずられるのも考えものである。では実際にはどのように潜伏期間を推定するかは、この本のレ

ベルを超えるので触れない。

　図 2-3 に流行曲線の例を示す。ロンドンから合衆国に向かう航空機乗客者に集団発生したサルモネラ症の事例の流行曲線である。乗客に集団発生しているので機内食が考えられるが、左肩に機内食の給仕時間も併せて示されているので、非常に明快である。

◆図 2-3　流行曲線の例（オックスフォード大学出版：フィールド疫学 2002 より）

ロンドンから合衆国に向かう旅客機でのサルモネラの時間ごとの症例数、1984年5月13～14日

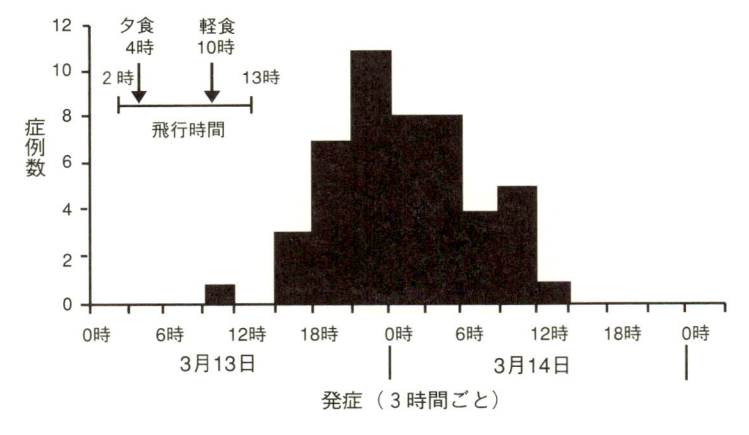

　場所（Place）は、症例の定義に合致した患者がどの場所で発症したかを地図上にプロットしてゆくのである。非常に広範囲な発生なら 15 万分の 1 の地図やそれ以上の縮尺、地域が限定された発生なら 3000 分の 1 程度の町内図、手頃な地図上にプロットしてゆく。あるいは老人ホームでのインフルエンザのアウトブレイクなどでは、部屋の配置図などにプロットする場合もある。時に、発生数を人口で割った発生率を行政区画毎に塗り分けることもあるが、この場合、病気があまり行政区画に従って発生してくれるわけではないことに注意すること（考えれば当たり前だが）。また、場所と言っても実際は空間を表すので、高さが問題になることもある。コレラ菌が発見されるおよそ 30 年前、つまり今から 150 年前には、麻酔科医ジョン・スノーがコレラの原因は水道にあるとして

第2章　潜伏期間について

ロンドンで画期的な疫学調査をおこなった。彼は記述疫学と分析疫学の証拠に基づいて水道栓を止めた（同じ頃、日本では黒船で大騒ぎであった）。しかしこの調査の数年前には、コレラの死亡率は標高と反比例することが示されていた（「疫学の歴史」のところで図を表示している）。これなどは高さが問題となる例であろう。また高層ビルの部屋の配置図なども「空間」を表していると考えるべきである。

　潜伏期間が長ければ長いほど発症地点が曝露地点からずれてくることは、時間の場合と同様である。図2-4にプロット図の例を示す。ミシシッピ川のキャンプ地の利用者に多発した赤痢の事例である。もちろん、このプロット図は、キャンプを利用した時点でのプロット図である。従って時間的ズレは表現されていない。上流に下水処理施設が示してあることが分かる。

◆図2-4　プロット図の例（オックスフォード大学出版：フィールド疫学2002より）

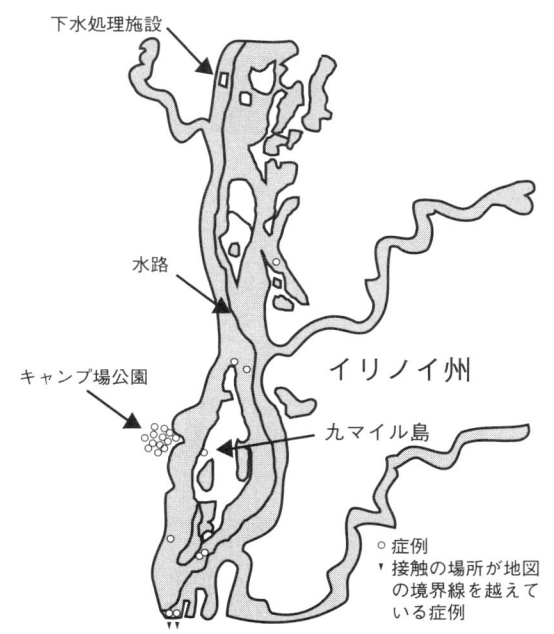

下水処理施設
水路
キャンプ場公園
イリノイ州
九マイル島
○ 症例
▼ 接触の場所が地図の境界線を越えている症例

赤痢の培養陽性例
発症の3日以内に症例が泳いだミシシッピ川での位置

◆図 2-5　プロット図の例その 2　(オックスフォード大学出版：フィールド疫学 2002 より)

ボーイング747型機での、ツベルクリン反応陽性の乗客と乗務員の着席図

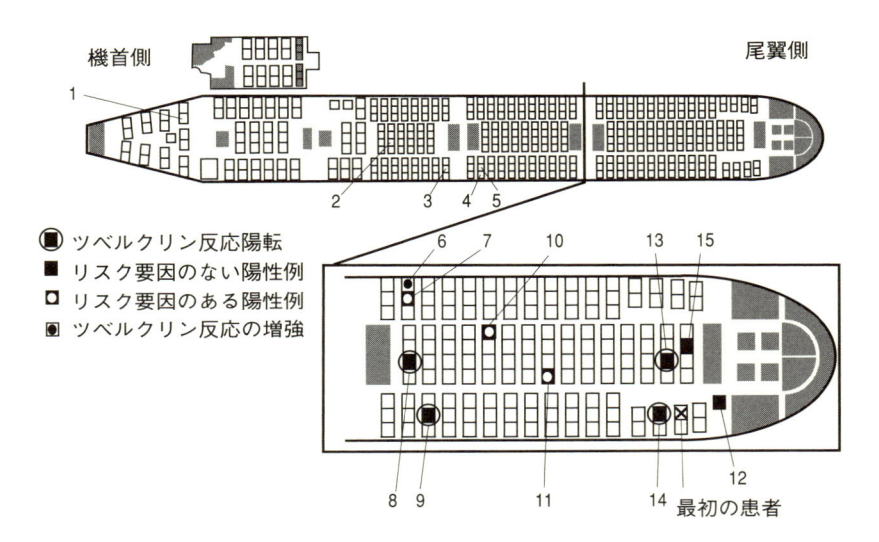

図 2-5 に、航空機内で発生した結核感染の図を示す。施設内感染は、この他に院内感染や老人保健施設でのインフルエンザ感染など事例には事欠かない。このような機内での感染図も、プロット図（場所：Place）の事例の一つと言えよう。

人（Person）は、見出しに書いたように人の特徴のことである。性・年齢・職業などが非常に集めやすい人の情報の例である。横軸に思いついた情報を、縦軸には患者の人数を書いてヒストグラムとして図で表現することもある。時間や場所と異なり、潜伏期間によってずれが生じにくい「特徴」が多い。とりわけ日本では職業が変わることは、これまで少なかった。また性は通常変わらず、年齢は 1 年ごとにしか変わらない。

1990 年代にマレーシアで、後にニパウイルスと呼ばれる新種のウイルスによるアウトブレイクが生じた。この時、最初のアウトブレイクが

養豚業者を中心に起こったので、保健当局は日本脳炎を疑い蚊の駆除に時間を費やした。これなどは「人」の情報からの対策と言える。しかし、もう一つの情報は日本脳炎ではないことを示していた。もし日本脳炎であれば若年層に偏って発症するのに対し、このアウトブレイクの患者は中年の男性に偏っていた。蚊が中年の男性を選んで刺すということは考えられない。また豚にも似た症状が出ていたことから、このウイルスの伝播は、豚を世話する養豚業者に、豚から直接感染していることを推察するべきであったと後に総括されている。

以下の図2-6に示したのは、麻疹接種プログラム施行前（1980年）後（1982年）の年齢階層別の麻疹発生推定罹患率である。全体に激減しているが、ピーク時の年齢が4歳以下に移行しており、出生後早期の麻疹接種プログラムの施行が重要であることが分かる。

◆図2-6　年齢階層別のヒストグラムの例

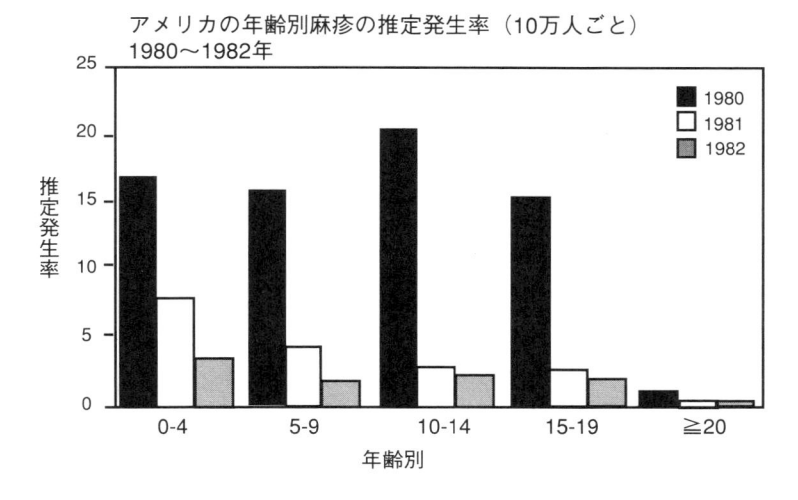

アメリカの年齢別麻疹の推定発生率（10万人ごと）
1980〜1982年

記述疫学でアウトブレイクに関する仮説が設定できたら分析疫学に移るが、記述疫学の情報で対策をとっても構わない。時間が切迫している場合には分析疫学の時間もないであろう。本来のアウトブレイク調査であれば、記述疫学の考察の後に仮説を立て分析疫学に移るのであるが、

仮説や分析疫学の説明は潜伏期間の長い疫学調査で述べることにして、ここでは対策とは何かについて若干述べたいと思う。

対策を取る・対策を延期する・対策を取らない

以下に示した表は、アメリカ疾病管理予防センター（CDC）が示す、病因物質が判明したとき・判明しなかった時と、原因食品あるいは原因施設が判明した時・判明しなかった時との組み合わせで、調査と対策のどちらに力を入れるかを示したものである。アウトブレイクが進行する中では、調査と対策がバランスよく考え併わされていなければならないことが分かるであろう。

◆表 2-5　病因物質判明の有無、原因施設や原因食品判明の有無による、調査と対策の力点

原因施設 / 原因食品など伝播経路 病因物質	判明	未判明
判明	調査 + 対策 +++	調査 +++ 対策 +
未判明	調査 +++ 対策 +++	調査 +++ 対策 +

＋印が多いほど重点をおくことを意味する。

疫学においては、研究（調査）と対策は分離不可能である場合がしばしばある。疫学者は対策をにらんで研究を進めてゆくこともある。タバコ問題で先進的に研究を進めていったアメリカの疫学者たちは、アメリカにおいてタバコ対策が遅れてしまったことを反省している（あのアメリカですら遅れたと彼らは思っているのである）。またあるいは水俣病の初期の調査のところで示したようなデータで、読者の皆さんは「これは伝染性の疾患ではなく、水俣湾産の魚介類が原因食品の食中毒である。従っ

て水俣湾では魚を採らないように、食べないように」と公に向かって言い切ることができるであろうか？これが言い切れなければ調査をしなかったことと同じになるのである。

　原因と疾患の因果関係について議論になる時、「因果関係がある」と「因果関係が分からない」という議論に陥りがちになる。しかしこれでは分類の仕方が不十分である。少なくとも、「因果関係があると考えられる」、「因果関係が分からない」、「因果関係がないと考えられる」の３つに分けるべきであろう。

　これに対し、対策に関して分類すると「対策を取る」、「対策を取らない」の２つにしか分類できない。「対策を考慮する」というのを入れるという人もいるかもしれないが「対策を取る」というアクションに出なければ、頭の中で何を考えていようが、その時点では「対策を取らない」のと同じ選択をしたことになるのである。ここのところを整理出来ていなければ、どうしても対策は遅れがちになる。

　疫学が関与するような問題の場合、対策を取るべきではなかったのに対策を取ってしまった場合には、経済的コストがかかり、それは時に莫大になる。一方、対策を取るべきだったのに対策を取らなかった場合には、経済的コストに加えて人的被害が生じ、こちらも時に莫大になる。このことも踏まえておくべきであろう。

　対策を取るのか取らないのか、２つに１つである。疫学的な証拠は対策を取る場合の根拠になり得る。疫学者はデータを読み対策を立てることもあるが、実際に対策を実行するのは行政である。タバコの害について決着がついたのは 30 〜 40 年も前であり、先進諸国ではとっくに対策の成果が見え始めているが、我が国では大きく遅れてしまっている。我が国のタバコ対策は、行政やマスコミなどの手にゆだねられていると言えよう。

オマケ 2-2：95% 信頼区間

　95% 信頼区間とは、95% の信頼度で真の値を含んでいると考えられる区間推定のことである。その意味は、第 6 章もしくは統計学のテキ

ストを参照していただきたい。一点の推定を行うと点推定値となり、オッズ比やリスク比そのものであるが、偶然の変動を考慮に入れて幅を持って推定した場合、区間推定となる。それを括弧に入れて示すのが通例である。95%信頼区間ではなく、90%信頼区間を示す場合もある。信頼区間の上の値を上限値、下の値を下限値と言う場合がある。

なお本書では「有意検定」とか「カイ2乗検定」、「t-検定」といった用語は意識的に用いていない。理由は信頼区間でほぼ代用できるからである。

オマケ 2-3：食中毒事件の「患者数」

食中毒事件の記者会見において、患者数に関して百のレベルでこだわるならまだしも、一桁にまで「正確さ」にこだわる記者さんがいることがある。また、そこまできちんと数を合わせていないと記者会見でマスコミから問題にされると行政の方々もピリピリとされている。実は、一桁まで「食中毒患者の数」に行政が神経を払わなければならない状況に追い込むことにより、食中毒事件の調査の妨害をしているのは、この記者さん自身なのである。このことを食品衛生の常識的知識と私の経験からご説明したいと思う。

病因物質が細菌である食中毒事件により、例えば下痢の患者数が増加する。しかし、「この」食中毒事件がたとえ発生しなかったとしても、下痢の患者は少数ではあるが発生する。従って、汚染された食品を食べて下痢をした患者が「原因食品を食べたために下痢をした」（図2-7のヒストグラムの黒い部分）のか、「原因食品を食べなくても下痢をした」（図2-7のヒストグラムの灰色部分）のか、という区別を厳密に論じることは不可能である。私たちが知りうるのは、その人が「原因食品を食べた」ということと「下痢をした」ということのみである（これを18世紀のイギリス経験論哲学者の名前を取って、ヒュームの問題と呼んでいる）。

このような状況から、実際の食中毒事件で発表される食中毒患者数は「原因食品を食べて、下痢をした患者」（曝露して有症状になった患者）の数を発表しているだけなのである。従って、この「原因食品を食べて、

下痢をした患者」の中には、少数ではあるものの「原因食品を食べなくても、下痢をしたであろう患者」が混入している可能性がある。しかし、我々にはそれが誰かは分からない。なぜなら「原因食品を食べて、下痢をした患者」が「原因食品を食べなくても、やっぱり下痢をした」か、「原因食品を食べなければ、下痢をしなかった」か、ということを我々はタイムマシンにでも乗らなければ証明し得ないからである。つまり、「食中毒患者数」（食中毒により「下痢」等の症状を起こした患者数）は厳密にはまとまり得ず、その代わりに「原因食品を食べて、下痢をした患者」の数を発表しているだけなのである。そして、「原因食品を食べて、下痢をした患者」の大部分は「原因食品を食べなければ、下痢をしなかったであろう患者」（すなわち食中毒により「下痢」等の症状を起こした患者数：食中毒患者数）で占められていることが明らかであるので、そのような数を食中毒患者数として数え上げてほとんど何の不都合もないのである。

　このようなことを踏まえて、マスコミが食中毒調査で多忙を極めている行政官に、一桁までの意味のない正確さを、食中毒患者数に求めるとどのようになるであろう。朝夕の記者会見の度毎にマスコミ対応をしている行政官は、現場の調査に当たっている行政官に、食中毒患者数の数え直しを要求するのである。数え直すことに、2～3時間かかったらどうであろう。朝夕の記者会見で4～6時間、人間の一日には24時間しかない上に、調査担当者といえども睡眠時間も必要なのである（彼らは睡眠時間を削っても調査をしているが）。調査に割く時間が少なくなり、原因食品の解明が遅れ、対策がその分遅れ、おまけに地方自治体が拠出する残業手当は膨大になる。残業手当はもちろん税金からの出資である。結局、食中毒事件のようなアウトブレイク調査において、意味のない数を正確に執拗に求めることは、このように公的な被害や無駄を生じるのである。

　私は、マスコミの方々には常々この話をお伝えして、食中毒患者数は「約〇〇人」でいいではないかとお願いしている。しかし、私のお願いの効果が表れたという実感は未だに感じていない。

◆図 2-7　食中毒事件が起こらなくても下痢になったであろう症例（期待値）と、食中毒事件により下痢になった症例（増加分）とを、区別して示した仮想的流行曲線

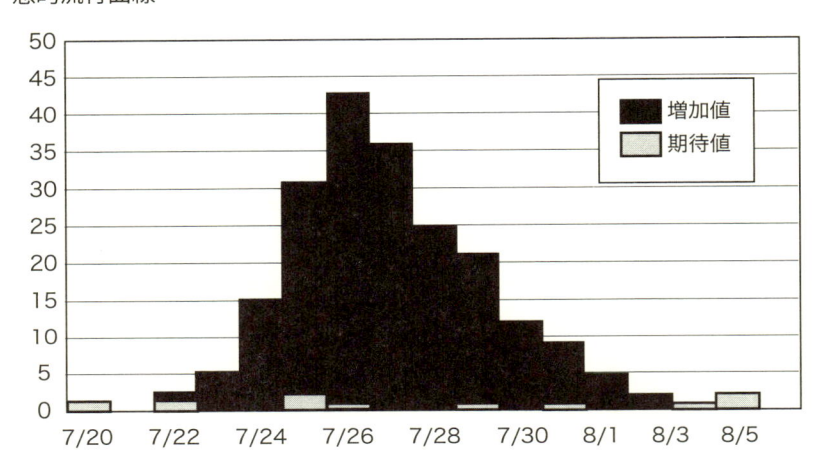

図の説明：この図は、すでに説明したように「流行曲線」と呼ばれる、集団食中毒事件の報告書には、いわば必須の図である。横軸に日数等の時間、縦軸にその時の発生患者数が表現されている。原因食品への曝露が一時点で起こった場合、このヒストグラムは、お椀を伏せた形が左にゆがんだ形のようになる（対数正規分布様の形）。この図は、説明しやすいように、「原因食品を食べなくても下痢をした」人（図のヒストグラムの灰色部分）を多めに強調して示してある。

　注：2004 年 10 月 15 日、最高裁第二小法廷（北川弘治裁判長）は、水俣病関西訴訟の判決において、水俣病事件における国と熊本県の責任を認め、原告側勝訴の判決を下した。しかし原因食品が判明した後に食品衛生法に基づく対策を国と熊本県が取らなかったことに関しては責任を認めなかった。この最高裁判決の誤りは、法律上から見ても行政の前例から見ても明らかで、今後の食品衛生法の適用にも影響を及ぼしかねない。最高裁には厳密な反省を求める。

第3章

潜伏期間が長い場合の疫学
——例えばがんの疫学

潜伏期間が短い疾患の時にはあまり気づくことがないが、潜伏期間が長い疾患の場合には、時間の経過が患者の発生数に関連していることに、私たちはやがて気づくのである。長く観察すればするほど、観察できる患者の数は増えるのである。
　これは、大きな集団を観察すればするほど、観察できる患者の数が増えるのと、同じだけの価値があると言える。これを式で表すと次のようになる。

観察患者数＝観察集団の規模×観察時間の長さ×係数　　（式 3-1）

　この〈観察集団の規模×観察時間の長さ〉の部分の問題を解決するためには、誰しもが小学校において勉強した「延べ人数」の考え方をここで用いると便利になる。以下の「延べ人数」の項は疫学の枠組み（理論）の話である。理解することはそんなには困難ではないが、理解できなくても構わない。その場合は、その次の「潜伏期間が長い場合のコホート研究」の項に飛んでいただいても内容が理解できるように本書は構成されている。

延べ人数（人－時間、person-time）

　「5人の人が2年かかってする仕事を2人ですれば、何年かかるでしょう？」という問題の答えは、5年である。そしてその作業の延べ人数は10人である。この10人に時間情報を入れて正確に言うと、10人年となる。
　ここで、第1章で学んだコホート研究のための表を思い出していただきたい。「低脂肪乳」を「ヒ素」に、「下痢」という症状を「肺がん」に変更して表3-1を構成してみよう。

第3章　潜伏期間が長い場合の疫学——例えばがんの疫学

◆コホート研究のための表 3-1

	ヒ素を飲んだ人	ヒ素を飲まなかった人
肺がんになった人	e 人	f 人
肺がんにならなかった人	g 人	h 人
合計	n_1 人	n_0 人

　ここで「肺がんにならなかった人」（g人とh人のところ）についてじっくりと考えてみよう。この中には、「死ぬまで肺がんにならない人」と「肺がんになるが肺がんをまだ発症していない人」の2種類の人が含まれていることが分かる。同じg人でも、長い間追跡していればしているほど、肺がんになる人が出現する確率がより一層高くなることは直感的に分かる。

　従ってここには人数を入れるよりも、追跡時間（観察時間）を考慮に入れて延べ人数を入れた方が適切であることもすぐ理解できる。先に示した、式3-1を見直してみよう。式3-1は次のように変形できる。

　係数＝（観察患者数）÷（観察集団の規模×観察時間の長さ）　式3-2

　右辺の分母の（観察集団の規模×観察時間の長さ）のところに延べ人数を入れるのである。（観察集団の規模×観察時間の長さ）の単位は（人×時間）である。そして、延べ人数の単位も（人×時間）であるので、この点でも合理的である。

　なおこの係数が後に述べる「発生率」を表す。いわば病気になる速度を表す。

　ここで、g人、h人のそれぞれの追跡時間は個々人によってまちまちであるので、延べ人数を具体的に計算するには、その人達の観察時間の合計になる。肺がんを発症したり、肺がんにならなくても行方不明になったり、他の死因で死んだりした場合は、その時点で観察時間は打ち切りである。この直感に従って、コホート研究のための表3-1を組み替えてみよう。

◆コホート研究のための表 3-2

```
    ヒ素を飲んだ人 n₁ 人              ヒ素を飲まなかった人 n₀ 人
            ↓                                ↓
    肺がんになった人 e 人               肺がんになった人 f 人
    ヒ素を飲んだ人 n₁ 人の              ヒ素を飲まなかった人 n₀ 人の
    延べ観察時間（年数）の合計          延べ観察時間（年数）の合計
```

　ここで、ヒ素を飲んだ人の延べ観察時間の合計を延べ人数 PY1 人年と表し、ヒ素を飲まなかった人の延べ人数 PY0 人年と表すと、

◆コホート研究のための表 3-3

	ヒ素を飲んだ人	ヒ素を飲まなかった人
肺がんになった人	e 人	f 人
延べ観察時間（年数）	PY1 人年	PY0 人年

となる。

　ここにおいて、「肺がんの患者は延べ観察時間の人年から発生した」というイメージを湧かせていただくと分かりやすくなるのではないだろうか。式 3-1 や式 3-2 から連想できるように、患者は、人の集団から発生してくると言うよりも、人と時間のかけ算空間（具体的に言うと延べ観察時間人年）から発生してくるのである。この延べ観察時間人年を、概念としてソース・ポピュレーション（source population；適切な日本語はないかもしれないが源泉母集団とか人年母集団とか訳す場合もある）と呼ぶ。単位人年あたりの肺がんの発生人数を、率と呼ぶ。ヒ素を飲んだ人の場合、肺がん発生率は、e ÷ PY1（1／年）、同様にヒ素を飲まなかった人の場合 f ÷ PY0（1／年）となる。式 3-2 で表した係数が肺がん発生率に相当することが分かる。肺がん発生率の単位が（1／年）として出てきていることにご注意いただきたい。

　そうすると、ヒ素を飲んだことによる肺がん発生率への影響は、引き算か割り算をすることにより求められる。

　引き算を、発生率差と呼ぶ。

第3章 潜伏期間が長い場合の疫学——例えばがんの疫学

$$(e \div PY1) - (f \div PY0)（1／年）$$

割り算を、発生率比と呼ぶ。これは単に、ヒ素を飲んでいない人に比べてヒ素を飲んでいる人に「何倍」肺がんが多発するかという指標を与えているのである。

$$(e \div PY1) \div (f \div PY0)（倍）$$

ところで、この発生率比と症例対照研究のオッズ比の関係はどうなのだろうか？ 実は症状のない人（すなわち対照）が、観察時間人年に相当しているのである。今の時点で症状がないということは、症状を発症しないという人と症状をまだ発症していない人が混在しているのである。従って両者共に等しく観察時間人年を増やしている状態にいることになる。このことから症例対照研究における対照は、単に症状のない人口集団からの代表と言うよりは、症状を発症しない人と今の時点で症状がまだない人とが混ざった観察時間人年（ソース・ポピュレーション）からの代表ということになる。

以上の結果として、症例対照研究のオッズ比はコホート研究の発生率比に相当することになる。これが、第1章で簡単に触れたオッズ比の解釈の答えである。ピンとこないかもしれないが、解釈の結果だけは記憶していただきたい。すなわち、症例対照研究とコホート研究とは実は同じことをやっているのであって、やり方・見方が異なるだけなのである。

なお、発生率や発生率比は、発生や発症を出来事として観察時間人年の終わりにして計算しただけである。従って、死亡という出来事を観察時間人年の終わりにすると、死亡率や死亡率比として表現できることになる。実際、発症を出来事として採用するよりは死亡を出来事として取る方が遙かに手軽に情報を集められるので、研究を行う側としては死亡率や死亡率比を用いた研究の方が便利である。ただ疫学データを読む側にとって、発生率比か死亡率比かの区別さえつけば良い話である。

ところで、他の死因で発症割合（リスク）のことをサルモネラによる集団食中毒事件の例で以下のように解説した。これと数学的に同じ性質の指標として症例死亡割合を以下のように定義する。

発症割合(attack rate: AR：リスク：incidence proportion とも言う)と症例死亡割合(case fatality rate: CFR)は、以下のように定義できる。この場合単位は％である。

　　AR=(新規の患者の数÷発症の可能性のある集団の数)×100
　　CFR=(当該疾患による新規の死亡者数÷患者の数)×100

　症例死亡割合は、ある疾患になった人のうち死亡した人の割合のことである。この割合が低ければ低いほど、発生率と死亡率との違いが生じてくることになる。がんの種類別で言うと皮膚がんなどは症例死亡割合は低いが、膵臓がんなどは症例死亡割合は高い。なお、この症例死亡割合は時間経過に従って増加してくるので、現在時点での計算は実際には概算値とも言える簡易法である。時間経過の長さを揃えて死亡割合を計算する方法が開発されており、それを生存分析（survival analysis）と呼ぶ。第6章で説明するSMRという指標は生存分析の方法の一部である。

潜伏期間が長い場合のコホート研究

　疫学理論の話は難しいわけではないが、何のためにこのような議論が必要なのかということが理解できていなければ、退屈になってしまう。疫学の枠組みの話から実際の話に戻ろう。

　がんの疫学では潜伏期間が長いので、研究計画を立てた後に、曝露者と非曝露者を追跡して研究結果を得るというような方法が取られることは希である。原因曝露からがんの発生までの潜伏期間が30年以上になることも多い。例えば広島・長崎の被爆者の追跡調査などは、この希な方法の代表例と言えるであろう。なお潜伏期間の途中から追跡する時は、何万人というような非常に大規模な集団を追跡すればするほど、観察延べ人数が増加することになるので、結果としては観察期間を短くできる場合もある。通常どのようにしているのかについて、以下に、主な2つの方法を示そう。

　まず、現在まで残っている過去の名簿を元にその人達の行方を探し出して、死亡の有無、死因、病歴などを聞き出す方法であり、時に後ろ向きコホート研究（レトロスペクディブ・スタディー）と言われている。別

第3章　潜伏期間が長い場合の疫学——例えばがんの疫学

に研究者が実際に「後ろを向いている」わけではなく、時間が経過してしまった後から調べているのでこう呼ばれている。レトロスペクディブには懐古的なというような「レトロ」の意味があるので、そういう意味では「後ろ向き」とはあまりいい訳名ではないかもしれない。また英文でも「レトロスペクディブ・スタディー」というよりも最近は「ヒストリカル・コホート・スタディー」という言い方をする場合も多い。

　もう一つの方法は、すでに紹介した症例対照研究の方法である。過去の名簿が存在していなくてもできるので、最もよく行われる方法である。問題となっているがんの症例と対照（病気になっていない人を使う場合もあるし、問題となっているがん以外の病気の人を使う場合もある）を選択し、それぞれの曝露歴を調査するものである。症例対照研究は何よりも、調査研究費用が比較的安価で済むし、調査期間も短くて済むという利点が大きい。

　それでは、まず以下にコホート研究の実例を紹介してみよう。

　　　　　ヒ素によるがんへの影響に関する調査である。1959年に新潟県某町でヒ素中毒症が多発していることが判明した。日常の生活用水として用いている井戸に混入したヒ素を飲用したためである。井戸の使用は即座に禁止され、自衛隊の給水車により水が供給された。同時に井戸毎のヒ素濃度が測定された。住民は一斉に検診を受け、症状が診断された。この時の検診名簿が手に入ったので、1992年に住民のその後の死亡状況に関してまとめが行われた。結果として約34年間の追跡を行ったことになる。肺がんや膀胱がんなどが、ヒ素濃度の上昇があった家々でのみ多発していた。話が複雑になるので表3-4に肺がんについてのみ示す。分母に先ほど説明した人年が用いられていることに注目していただきたい。

◆表3-4　ヒ素濃度別の肺がんの多発について

ヒ素濃度	0.05ppm未満	0.05ppm以上 1ppm未満	1ppm以上
肺がん症例	0人	1人	8人
人年	7144.5人年	2260.0人年	3142.3人年

　Tsuda T, Babazono A, Yamamoto E, et al.: Ingested arsenic and internal cancer. Am J Epidemiol 1995; 144: .198-209.

演習問題3-1：それぞれのヒ素濃度を引用した人々における、肺がんによる死亡率を求めなさい。

潜伏期間が長い場合の症例対照研究

　症例対照研究は、一度も経験したことがない人や症例対照研究の理論を勉強していない人にとってはつかみ所のない感じがするであろうが、結構しっかりとした研究デザインである。もうすでにお気づきのように、コホート研究のデザインというのは、動物を2群に分けて片方には問題となる物質入りのエサを（曝露群）、もう片方には問題となる物質が入っていないエサを（非曝露群）与える、という動物実験と同じデザインである。この非曝露群を設定して観察を続ける動物実験デザインは理屈が単純なので、理科系以外の人にも理解していただけるのではないかと思う。

　一方、症例対照研究の基本はコホート研究を押さえておけば理解できるのであるが、一見全く異なることをしているように見えるし、頭も混乱してしまう。しかし、症例対照研究をそれなりに理解していることこそ、疫学という単純な方法論を勉強して理解したという言い甲斐があると思っていただければよい。動物実験をやっているだけでは考えつかないような研究デザインだからである。なお、症例対照研究はコホート研究と異なることをしているように見えても、その結果の解釈はコホート研究と全く同様であることを忘れないでいただきたい。従って症例対照研究もコホート研究と全く同様に「非曝露群に比べて曝露群においては『何倍』疾患が多発している」という疫学的指標の測定結果を導くために行うということだけは、決して忘れないでいただきたい。

　さて、症例対照研究と呼ぶからには、とりあえず症例を選ぶ必要がある。問題となった疾患を明確にしていただきたい。肺がん、子宮がんなどを一定の期間内に一定の資料提供機関（保健所や病院など）で集める。子宮がんは、子宮の内部にできる子宮体部がん（通常「腺がん」という細

第3章 潜伏期間が長い場合の疫学——例えばがんの疫学

胞型）と子宮の出口にできる子宮頸部がん（通常「扁平上皮がん」という細胞型）とでは全く異なるがんであるということになっているので、それを区別した方が良いのであれば区別をする。ただし死亡診断書にはこれを区別して記載していない医師も多いので、死亡診断書以上の情報（例えばカルテ）を利用できない症例についてはどのように処理するのかが問題になってくる。

疫学ではこのように「帯に短く、たすきに長い」といった判断を迷うようなことがしばしば生じてくるので、自分の研究目的や調査目標を明確に持っているべきである。そうすれば、このように迷った際には、これらの目標が判断の根拠を提供してくれるであろう。

次に問題になるのは対照の選び方である。対照の選び方は、この主題だけで大論文が4つ書けるくらいに豊富な内容を含んでいる。しかし、そのような内容を一般の読者が全部把握している必要はもちろんない。症例対照研究もコホート研究と同様に、「非曝露群に比べて曝露群においては『何倍』疾患が多発しているか」を推定しているという大原則を忘れないことが重要である。そしておおまかな対照選択の原則を知っていれば良いのである。これを説明するために原則として言われる言葉は、「症例が生じてきたと思われるソースポピュレーションから抽出するか、そのように抽出された人たちの曝露割合を反映しているような対照を選択する」とか「曝露による影響がなかったであろう場合において、症例が示したであろう曝露割合を反映するような対照を選ぶ」というようなものである。

このような抽象的なことを言われてもさっぱり分からないので、とりあえず適当に選んでみることにする。ただしこの際に気をつける具体的な禁止事項を2つ挙げる。1．症例と関連しているような対照を選ばないこと（何をやっているのか分からないから）、2．問題となっている曝露と関連しているような対照を選ばない方がよいこと（1．とは異なり、「できれば」という程度）。理由はご自分で考えていただきたい。2．は第6章の選択バイアスのところで少し触れる予定である。

CDCの研究者が出している「実地疫学」というテキストには、実際

に現場での疫学、とりわけ感染症や食中毒などの緊急を要する疫学調査の場合の方法論について解説されている。この本の第1版の中に、対照の選び方について以下の3つのような具体例が示されている。病院対照、友人対照、地域対照である。

　病院対照は、症例を集めた病院において、仮説として考えている曝露とは関係のないと考えられる別の疾患の症例を対照として集める方法である。初期の喫煙と肺がんに関する研究で、肺がん以外の症例を対照として用いた研究などはこの例である。利点としては、病院の中で手軽に対照を集めることができる点やカルテ等から様々な情報が集めやすい点などが挙げられる。

　友人対照は、症例に友人知人を紹介してもらい、そのうちまだ病気になっていない人を対照として採用する方法である。食中毒の疫学調査の例として挙げた、1993年のワシントン州におけるハンバーガーチェーンでの病原性大腸菌O157:H7に関する症例対照研究などは、この友人対照の例である。この対照の取り方の利点としては、これまた手軽である点である。

　地域対照は、症例が発症してきた地域の住民でまだ症例のような病気にかかっていない人から、電話番号や住民票などを使って対照を選択する例である。1980年代にCDCによって行われたがんとステロイドホルモンに関する研究（CASH研究）における経口避妊薬（ピル）と卵巣がんの症例対照研究などはこの例である。対照は、卵巣がんを発症した人と同じ地域の住民から電話番号を使ってランダムに選択された20-54歳の女性であった。なお、この当時合衆国の主婦の93%が電話を持っていたので、CDCは症例と同じ地域に居住するほぼ全員の女性が対照となる資格を持っていると判断した。ちなみにこの研究では、経口避妊薬を使っている人には卵巣がんの発生が少ないことが分かった。

仮説の選び方と必要性

　様々な対照の選び方を見ても分かるように、疫学研究に限らずさまざ

第3章 潜伏期間が長い場合の疫学——例えばがんの疫学

まな研究においては、あらかじめしっかりと仮説を立て、その仮説を検証できるような研究計画を立てることが重要である。その上でデータを集め、検証に臨むという一連の手順が、如何に大切かということがお分かりいただけるのではないだろうか？

　研究者や市民団体の方が私の所に疫学に関する相談を持って来られることも多いのであるが、仮説も無く、データを集めたもののどのように解析すれば良いか分からない、という状態で調査の相談を受ける場合も多い。しかし、これでは私に限らず、たとえいくら疫学あるいは研究計画や統計学の達人といわれる人でも何のアドバイスも出来ないであろう。自然科学の基礎的トレーニングを受けることが少なく、また科学哲学が大学で必修になっていない我が国においては、具体的かつ検証可能な仮説を設定する作業の欠けていることが、疫学以外の分野においてもしばしば見受けられるのである。

　さて、ここで潜伏期間が長い症例対照研究の例を挙げてみたいと思う。最初の例は、疫学の歴史に一線を画した、1950年発表のタバコと肺がんに関する症例対照研究の一つである。1950年から1960年にかけて、喫煙と肺がんを巡る論争の発端となった論文である。データの提示方法が分かりにくいかもしれないが、できるだけ原文献の表を忠実に再現して加筆したものである。対照の取り方が病院対照であることを確認しながら見ていただきたい。

例題 3-1：タバコ事件

文献：Wynder EL, Graham EA: Tobacco smoking as a possible etiological factor in bronchogenic carcinoma. JAMA 1950; 143: 329-336. (Reprinted as "Landmark Research" in JAMA 1985; 253: 2986-2994.)

症例を選択する：症例を集めるために協力してもらった病院や医師は、28医師、64病院という膨大な数で、全米から集めたという感がある。ワインダーは、肺がん症例全例について病理所見でがんであることを確認している。細胞型の分類については、病理医の主観が入る

ことを指摘した上で（今日でいう疾病情報の誤分類）、605 例の男性と 25 名の女性が、類上皮がん（扁平上皮がん）、未分化がんもしくは未分類のがんであり、39 名の男性と 15 名の女性が腺がんであったことを記載している。

対照を選択する：対照患者の収集は、症例の一部分を集めるのと並行して行われた。セントルイスの諸病院 (Barnes Hospital, City Hospital, Jewish Hospital, Veterans Administration Hospital, Jefferson Barracks Veteran Hospital) から対照を収集している。今日から考えると、症例も対照も同じ病院から集めた方が望ましいと指摘されるかもしれない。しかし結論がそのことにより変わるとは思えないくらい、後に示す結果はあまりにも明瞭である。なお「対照群を集め、そこから曝露情報を収集する」というプロセスは、臨床研究において今日でもしばしば抜け落ちている点である。

曝露情報を集める：ワインダーは患者の喫煙習慣を次の 6 グループに分類した。グループ 0：非喫煙者（20 年以上、1 日にタバコ 1 本未満）、グループ 1：軽喫煙者（20 年以上、1 日に 1 から 9 本）、グループ 2：中程度の重喫煙者（20 年以上、1 日に 10 から 15 本）、グループ 3：重喫煙者（20 年以上、1 日に 16 から 20 本）、グループ 4：超喫煙者（20 年以上、1 日に 21 から 34 本）、グループ 5：チェーン・スモーカー（少なくとも 20 年、1 日に 35 本以上）。1 本の葉巻は 5 本のタバコに、1 パイプは 2.5 本のタバコとして換算し、さらに 20 年未満の喫煙者は年数を 20 年にして本数を補正した。例えば、20 本を 10 年間吸っていた人は、10 本を 20 年間吸ったことにしてグループ 2 に分類した。喫煙情報の収集は一定の質問票を用いて行われた。

曝露情報の収集結果を症例と対照に分けて示す：以下の表から、肺がん症例と対照の喫煙分布の異なり方が明瞭に見て取れる。対照に比較して、症例ではグループ 5 の方に分布がはっきりと片寄っている。今日では、ここからさらに後に説明する疫学的影響の指標（この場合オッズ比が計算される：表の下に計算して示してある）が、各喫煙グループについて推定されることになる。このような研究デザインから相対危険度（率比）を推定する理論は、ミエッチネンらにより最終的に示される。ワインダーのこの研究からおよそ 30 年後のことである。理論が後追いしていることが分かる。

第 3 章　潜伏期間が長い場合の疫学——例えばがんの疫学

◆表 3-5　ワインダーが作成した年齢別の症例と対照における喫煙割合

年齢層	30-39 歳		40-49 歳		50-59 歳		60-69 歳		70-79 歳		年齢統合	
(症例)(対照)	(14人)	(146人)	(105人)	(164人)	(258人)	(210人)	(187人)	(160人)	(41人)	(100人)	(605人)	(780人)
グループ0	7.1%	13.6%	0.0%	9.7%	1.6%	14.8%	1.1%	14.3%	2.4%	25.0%	1.3%	14.6%
グループ1	7.1%	5.5%	1.9%	9.7%	1.6%	7.1%	1.1%	18.7%	12.2%	13.0%	2.3%	11.5%
グループ2	14.3%	17.1%	3.8%	18.9%	7.4%	17.6%	13.6%	20.6%	24.4%	21.0%	10.1%	19.0%
グループ3	42.9%	41.0%	29.5%	37.1%	36.0%	43.3%	38.0%	28.7%	29.3%	16.0%	35.2%	35.6%
グループ4	28.6%	14.3%	28.6%	14.0%	34.1%	10.5%	30.5%	10.6%	17.1%	15.0%	30.9%	11.5%
グループ5	0.0%	8.2%	36.2%	10.3%	19.4%	6.7%	15.5%	6.8%	14.6%	10.0%	20.3%	7.6%
	100%	100%	100%	100%	100%	100%	100%	100%	100%	100%	100%	100%

注 1：この注は理解できなくても良い。今日では、パーセント表示だけではなく実数についても全ての層にも表示する。ただこの場合、実数を計算することは、表を見れば可能である。本表から実数を概算し、それにより 0 グループを基準に、年齢を調整したオッズ比（OR：マンテルヘンツェル法）を計算できる。グループ 0 に比べて：グループ 1 の OR = 2.77（95% 信頼区間：1.02-8.28）、グループ 2 の OR = 6.00（95% 信頼区間：2.62-14.55）、グループ 3 の OR = 10.98（95% 信頼区間：5.39-28.44）、グループ 4 の OR = 25.82（95% 信頼区間：12.53-69.54）、グループ 5 の OR = 25.27（95% 信頼区間：11.30-67.35）

注 2：表 3-5 に示したのは、ワインダーの論文の中の表 6 と図 3 を改変し掲載したものである。この論文（1950）は、医学界では、「画期的な研究（Landmark Research）」として、後に JAMA（アメリカ医師会雑誌）などの特集に再掲載されている。

なお当然のごとく、潜伏期間が十分に経っていないと一見人体への影響に関しては出ていないように見える。例えばダイオキシンに関する疫学研究に関して未だに意見の一致を見ていないと言われるのは、まだ十分に時間が経っていないという見方もできるのである。

環境ホルモン

　環境ホルモンによる人体影響に関する研究は、一般にイメージされているような公害等による曝露よりも、薬による曝露例が目立つ。薬によるホルモン投与も外からの人工的なホルモンの曝露、すなわち環境ホルモンである。そして薬による曝露は、外部からの曝露の中で最も高い濃度で曝露が生じる形態の一つである。従って、ピル（経口避妊薬）、ホルモン置換療法（HRT）などのホルモン療法における投与は、すなわち環境ホルモンによる曝露ということである。

　ここでは、妊娠中につわり止めで投与されていた女性ホルモンであったディエチルスティルベストロール（DES）の例を、疫学の視点から紹介する。

> 例題3-2：DESと、DESを投与された妊婦から生まれた女児が成人したときに発生した膣腺がんに関する症例対照研究の例

　　文献：Herbst AL, Ulfelder H, Poskanzer DC: Adenocarcinoma of the vagina: association of maternal stilbestrol therapy with tumor appearance in young women. N Engl J Med 1971; 284: 878-881.

　　膣のがんは珍しい。しかも、普通は50歳以上に扁平上皮がんとして起こってくる。1966年から1969年にかけて、ボストンのビンセント・メモリアル病院で15歳から22歳の女性に膣の腺がん（clear-cell or endometrial type）が観察された。

　　膣腺がん1例につき4例の対照症例を、各々の患者が生まれた病院の出生記録から選択した。症例の出生前後5日以内に生まれた女性を同じタイプの病棟で対照として選んだ。統一された質問票を用いて、質問者が母親からインタビューした。

第3章 潜伏期間が長い場合の疫学——例えばがんの疫学

◆表 3-6 膣腺がん症例と対照、その女性が胎児であったときに母親が曝露した要因との関係に関する症例対照研究

症例番号	母親の出産時年齢 症例	母親の出産時年齢 4対照の平均	母親の喫煙 症例	母親の喫煙 対照	妊娠中の出血 症例	妊娠中の出血 対照	以前の流産 症例	以前の流産 対照
1	25	32	YES	2/4	NO	0/4	YES	1/4
2	30	30	YES	3/4	NO	0/4	YES	1/4
3	22	31	YES	1/4	YES	0/4	NO	1/4
4	33	30	YES	3/4	YES	0/4	YES	0/4
5	22	27	YES	3/4	NO	1/4	NO	1/4
6	21	29	YES	3/4	YES	0/4	YES	0/4
7	30	27	NO	3/4	NO	0/4	YES	1/4
8	26	28	YES	3/4	NO	0/4	YES	0/4
合計平均	26.1	29.0	7/8	21/32	3/8	1/32	6/8	5/32
p値			0.50		<0.05		<0.01	

表 3-6 の続き

症例番号	妊娠中のエストロゲンの投与 症例	妊娠中のエストロゲンの投与 対照	母乳栄養か？ 症例	母乳栄養か？ 対照	子宮内X線被爆 症例	子宮内X線被爆 対照
1	YES	0/4	NO	0/4	NO	1/4
2	YES	0/4	NO	1/4	NO	0/4
3	YES	0/4	YES	0/4	NO	0/4
4	YES	0/4	YES	2/4	NO	0/4
5	NO	0/4	NO	0/4	NO	0/4
6	YES	0/4	NO	0/4	NO	1/4
7	YES	0/4	YES	0/4	NO	1/4
8	YES	0/4	NO	0/4	YES	1/4
合計	7/8	0/32	3/8	3/32	1/8	4/32
p値	<0.00001		0.20		1.0	

文献：Herbst AL et al.: Adenocarcinoma of the vagina. Association of maternal stilbestrol therapy with tumor Appearance in young women. New Engl J Med 1971; 284: 878-881. の表2から改変

この表 3-6 を妊娠中のエストロゲン投与（DES 投与）について 2×2 表にすると以下のような表 3-7 になる。オッズ比は無限大となる。

◆表 3-7　表 3-6 における母親の妊娠中のエストロゲン投与と膣腺がん症例との関係を示す 2 かけ 2 表.

母親の妊娠中のエストロゲン投与	あり	なし	合計
膣腺がんの症例	7 人	1 人	8 人
対照	0 人	32 人	32 人

第4章

薬害事件

すでにお示ししたが、もう一度食品衛生法の一部をここに書いておこう。食品衛生法第2条は、この法律で扱う食品を次のように定義している。「食品衛生法第2条　この法律で食品とは、すべての飲食物をいう。ただし、薬事法（昭和35年法律第145号）に規定する医薬品及び医薬部外品は、これを含まない」。つまり、食品衛生法における保健所の調査義務は、薬害に関しては及ばないことになる。疾患のアウトブレイクには、いろいろな側面がある。食中毒事件、薬害事件だけでなく、大気汚染などの公害事件、感染症の集団発生などもそうである。感染症ではないかと疑われた水俣病事件の初期を見ても分かるように、疾患のアウトブレイクは「このアウトブレイクは食中毒事件ですよ」、「薬害事件ですよ」等々と最初から正体を明らかにして発生してくるわけではない。病気がワッと湧いたように出るのである。そのような場合、食品衛生法、薬事法、新感染症法などの原因・病因物質別に分類された法律体系だけでは、実際の事件には対応できない。法律だけではない。行政組織もバラバラである。上記の例が、中央官庁では厚生労働省や環境省内の別々の部署で取り扱われていることは言うまでもない。

　「備えあれば憂いなし」という名文句を掲げて、有事立法というまだ見ぬ問題でかんかんがくがくの議論を行うのであれば、日常、我々が直面してきてこれからも確実に直面するだろうこれらの疾患のアウトブレイクによる健康危機管理に関する体制や法制度をもっと早急に整えていただきたいものである。実際、初期対応の遅れが原因で、小さな事件で済むはずであったことが大規模な事件に発展してしまった例は枚挙にいとまがない。これらの事件から教訓を学び取り反省をしなければ、行政の役割を果たしたとはいえない。しかし、実際にはほとんど何の反省もなされず、むしろ失態の事実を隠すような動きが多く見られる。

　現在のシステムを批判することは本書の役割ではない。従って、このあたりで控えるが、読者の皆さんには、「薬害事件」と銘打ったこの章題に惑わされることのないよう今一度、「疾患のアウトブレイクは、最初から正体が分かっているわけではない」ということを頭に焼き付けていただきたいと思う。その上で、薬害事件等医療現場における疫学調査

の話題について2つの例を以下に提供しよう。なお、この章のサリドマイド事件に関する記載は、機関誌「薬のチェックは命のチェック」(医薬ビジランスセンター発行 No.7：2002年7月)に掲載していただいた「疫学と行政判断」という原稿を加筆訂正したものである。一般向けの薬情報が少ない中で、「薬のチェックは命のチェック」は結構お勧めである。浜六郎医師が出している機関誌と言うと、「ああ、あの人の…」と思われる読者も多いと思う。

サリドマイド事件

　これまで日本では、薬害などの被害が拡大してしまうのは行政の対応の遅れが原因であるという指摘がしばしばあった。しかし、なぜ対応が遅れてしまうのかという考察はあまりなされてこなかった。すなわち、行政の立場からなぜ遅れてしまったのかということが具体的に述べられたことはほとんどなかった。行政の立場から考えないと、行政が対策の権限を今後も持ち続ける以上は教訓としては生きてこないのではないだろうか？

　行政の立場からこのような問題を眺めると、全く異なる風景が浮かんでくる。多くの薬害事件においては被害が拡大したために行政の対応の遅れが目立つだけである。逆に行政が適切な対応をした場合には、もしその対応を行政が採らなければその事件がどれくらい大きな事件になったのか、に関して考えてみる人は誰もいないのである。従って、もし適切な対応で被害が拡大せずに小さな事件で収まった場合にも、その判断を下した行政官が大した賛辞をもらうわけでないことになる。これは、予防的対策に成功したところで誰にも褒めてはもらえないことを意味する。予防活動に関して理解が薄く教訓が学習されていない組織の中では、対策など大々的な責任問題が生じるようなことをおこなう勇気をもつ人がそれほど多いとは思えない。これは行政に限ったことではないだろう。私は、褒めるシステムを作れといっているわけではない。さらに、製薬会社に対しては対策をすると薬を回収せねばならず経済的コストを背負

わせることになる。従って、そんなことをすると製薬会社へと転職していった先輩行政官たちからの受けも悪くなる可能性は充分にある。

　私は大学で疫学を教えているが、講義ではデータの読み方や因果関係論、行政判断についてもできるだけ言及するようにしている。その時に用いるのが、1950年代終わりから1960年代初めに起こったサリドマイド事件のデータである。今日では「科学的根拠に基づく医学医療（Evidence Based Medicine）」という言葉はかなり有名になっているが、「科学的根拠に基づいた行政判断」について、学生に質問を投げかけることにしている。

　長い引用になり申し訳ないが、以下の文章と表をご覧いただきたい。ただし単に読むだけでなく、自らが厚生労働省医薬局の担当課長になった気持ちで読んでいただきたい。全てが分かった後で担当部署の責任を非難することは簡単である。しかし実際に回収決定の最前線、即ち回収の責任者として立たされた時に、果たして皆さんは決断することができるだろうか？

　　　　1961年6月5日、ドイツのハンブルク大学小児科講師W・レンツのところに奇形の1症例が知らされてきた。レンツはこの奇形に関して、このような症例は過去に記載されたものの中で正確に一致するものがないので、突然変異によるものと思う、と述べている。症例の母親は、妊娠中につわりの症状を緩和するためにコンテルガン（注1：日本ではサリドマイドとして有名な薬品で、「コンテルガン」はドイツでの販売名）という薬を服用していた。しかし当時そのことを知っていたとしても、この1例だけからでは、コンテルガンという薬剤の服用が原因とは疑ってみることすらしなかったろうと、後にレンツは語っている。
　　　　ところがその数日後、奇形児を持つ1人の青年法律家がレンツのもとを訪れ、彼の姉も同じ年に同じ奇形を産んだと話した。彼の話によると、彼の住んでいるメンデンの町は人口3万くらいの小さな町だが、その頃に上肢の短い子供が12人も生まれていたのである。彼が何か地域的因子があるらしいと言ったので、レンツは調査をおこなおうと考えた。レンツは、奇形児の両親とその受け持ち医とに

第 4 章　薬害事件

質問票を送り回答内容を検討していたが、1961 年 11 月 8 日になって、奇形児を生んだ母親の約 20％が妊娠中にコンテルガンを服用していることに気付いた。改めて全ての母親に特にコンテルガンについて質問したところ、50％がこの薬を使っていたと返事してきた。表 4-1 はレンツが症例対照研究デザイン、即ち奇形児の母親にコンテルガンを服用したか否かの割合と、奇形ではない児を生んだ母親のコンテルガン服用の有無の割合とを比較したものである。

　これがレンツ警告というものである。表から求められる測定値は、現代風に言うとオッズ比 380.45（95％信頼区間 83.28 – 2404.53）（オッズ比と 95％信頼区間については第 6 章で解説する）といったところであろうか。11 月 20 日、レンツはハンブルグ保健局で G 社代表と会うのだが、会社側は極めて強硬な姿勢でレンツを訴えると言って脅した。一方、ほぼ同じ頃レンツと別に調査を進めていたバイケルらも、同様の結論に達していた。再現性があったのである（『サリドマイド−科学者の証言−』、増山元三郎編、東京大学出版会（絶版）から改編）。

◆表 4-1　母親がコンテルガン服用

	服用	非服用	計
症例群（奇形＋）	90 人	22 人	112 人
対照群（奇形−）	2 人	186 人	188 人

　ここで気をつけていただきたいのは、症例対照研究の表では、症例の合計と対照の合計を取る意味はあるが、服用群と非服用群の合計は取るべきではない。症例の服用割合と対照の服用割合にそれぞれ意味があるのだから、それの合計をすると何の割合が反映されているのか分からなくなる。表の読み方を 90 度曲げてはならない。

　私の講義では、表 4-1 のデータを読む方法を教えた上で、そのデータとバイケルが行った同様の結果のデータが手元にあるとして、聴講する学生にいくつかの質問を投げかける。そして「回収命令を出す」方と「回収命令を出さない」方とのどちらに判断を下すか手を挙げさせるのである。

　今まで「回収命令を出す」という方に手を挙げる学生が出席者の半数

を上回ったことはほとんどない。では手を挙げなかった学生が「回収命令を出さない」という方に手を挙げるかというとそうではなく、こちらに手を挙げる学生はほとんど皆無であると言って良い。残りの学生は手を挙げそびれたのである。

薬害対策が遅れがちになるのは、このような誰しもが持つ「決断の難しさ」が潜んでいるからである。手を挙げそびれた学生は概ねこのように言う。「もう少し検討してから……。」しかしこのような場面で「もう少し検討する」ということは、その時点で「回収しない」という選択肢を選んだのと同じことなのである。すでに説明したが、コンテルガンと奇形との因果関係については「因果関係がある」、「因果関係がわからない」、「因果関係がない」の大まかに言って3種類の回答があるが、対策即ち回収を行うか否かについては、その時点で「対策をとる」、「対策をとらない」の2種類しかない。

このような明瞭なデータがあっても、人はしばしば「因果関係がわからない」としてその時点での「対策をとらない」方を選択しがちなのである。しかし「（誤って）回収する」場合の被害は主に経済的コストだけで済むが、「（誤って）回収しない」場合には経済的コストどころか人的被害が重くのしかかるのである。過去の失敗から学ぼうと思えば、自分をその立場に置いて考えないと意味がない。問題解決のためには失敗の事例を正面から学ぶ必要がある。

歴史が物語っているように、この場合は即座に回収しなければならない。これ程までに明確なデータが示された例は稀である。ある程度の数が揃ったデータで因果関係がこれほどはっきりと示されたデータを、私は水俣病のデータ以外に見たことがない。ドイツ国外ではすでに奇形児出生の症例報告が出ていた。オーストラリアではこの極めて稀な出生が3週間のうちに2例発生し、そのどちらもがコンテルガンを服用していたことが分かっていた。フィンランドではコンテルガンはレンツ警告よりも前に売られなくなっていた。また臨床治験の段階から、奇形以外にも神経系の機能障害も多数報告されていた。G社はレンツ警告の後11月中に自ら回収をおこなった（ただしマスコミにこの件がすっぱ抜かれた後

であった）が、それでも対策を取るのが遅すぎたと言えるだろう。

　一方日本では、回収どころか「在庫処理」のために胃腸薬に混ぜて販売を続けていた。つわりは胎児の四肢が形成される頃に症状が強くなるので、胃腸症状を軽減しようとして服用した妊婦も多くいたであろう。販売は出荷停止をした後でさえ続けられた。10年後の1971年までサリドマイドが回収されずに残っていた病院もあったという。この事件が発覚し、行政と製薬会社の責任が明らかになった時、「二度と薬害事件は起こしません」と謝罪した当時の厚生省の局長が、後に薬害エイズ事件で逮捕されたミドリ十字の役員のうちの1人であったことは有名な話である。薬害が起こりにくい体制になったのかどうかということを本気でチェックする気にならないと、薬を服用する限りは自分も薬害の被害者になり得ることを覚悟した方が良い気がする。

　この話は先延ばしの論理を説明する話として続くのであるが、それは本書の後半で述べるバイアスや因果推論のところで改めて話をするとしよう。この部分に関しては以下の文献を参考にしていただきたい。

文献：中川久嗣：『闘いの歴史．サリドマイド事件』所収。「第2章 薬害の事実」所収の「薬害が消される－教科書に載らない6つの真実」全国薬害被害者団体連結協議会編、さいろ社、神戸、2000。
　　　増山元三郎編『サリドマイド－科学者の証言－』東京大学出版会、東京、1971。

院内感染

　疫学には外傷の疫学という分野もあり、交通事故のけが人の重傷度とその要因（例えばヘルメット着用の有無）の因果関係を立証したりする。このことから考えると、医療事故に関しても丹念に調査してゆけば、単発と思われた事故においてもパターンが見つかり、原因が分かることもあるのではなかろうか。病院内で生じるアクシデントの中で比較的分かりやすいのが、院内感染の疫学調査である。院内感染自体、病院内における病気のアウトブレイクと考えることができる。従って、疫学者は院

内感染の調査でその役割を果たすことになる。院内感染に限らず、近年、臨床現場における疫学者の役割が重要性を増している。次の章で紹介する臨床疫学での役割があるからだ。疫学者は、様々な臨床科の医師が計画する臨床研究の相談にのっている。臨床医は臨床現場にどんどん入って行く必要があるのに、我が国には臨床医の相談にのれる疫学者があまりにも少ない。私が臨床各科の研修会や研究会で講演をする際に、臨床現場の近くにも疫学者がいて欲しいという臨床医の要望をしばしば耳にすることがある。疫学者がいれば、臨床経験の蓄積は、多くの医療従事者が利用できる知識として生まれ変わることができるのである。

　ここでは、アメリカで行われた院内感染の疫学調査の典型的な一例を紹介しよう。これはCDCが院内感染のアウトブレイク調査の演習問題にした事例である。

　A病院は900床のベッドを有し、第三次医療センターとして年間15,000件の外科手術を行っている。医師、看護主事、病院理事からなる感染症コントロール委員会が設けられており、感染症が専門の女医がリーダーをつとめている。この女医は病院の疫学担当でもある。A病院で、1993年5月1日から12月31日までの間に開胸手術（OHS）を受けた7例の患者に、術創感染が現れたことに関して、1994年1月24日、この女医から地域の疫学者に通報があった。Rhodococcus bronchialis（グラム陽性好気性放線菌類）が、水疱（2例）もしくは化膿性の胸骨創部からの排液（5例）の中から検出されたのである。

　Rhodococcus属（グラム陽性の桿菌）は好気性の放線菌で、土壌、下水、新鮮水、馬・羊・牛の糞で見つかる。米国立医学図書館のMEDLARSデータベースの迅速レビューで調べると、R. bronchialisはヒトに病気を引き起こす病因物質としてはとても稀なものであることが分かる。R. bronchialisとヒトの病気とに関する論文は1本しか出されていなかった。さらに情報を得ようとすれば以下のURLで見つけることができる。http://www.biol.napier.ac.uk/net/_rhodococcus/rhodococcus_frm.htm.

　この論文では、菌が気管支拡張症の患者の痰から検出されていた。

症例対照研究が行われ、91 頁の表 4-2 のようなオッズ比が求められた。B 看護師への曝露が、R. bronchialis 院内感染と関連していた唯一のリスク要因であった。なお表 4-2 には示していないが、C 医師も 7 例全部の症例に関与していた。しかし 28 対照の開胸外科手術のうち 25 例にも関与していたことを考えると、C 医師はこの病院のほとんどの開胸手術に関与してきたということになり、リスク要因とは考えられない。

看護師たちは心肺バイパスの間、血液が固まるかどうかの検査を 30 分ごとに行っていた。看護師たちは水槽を使っており、B 看護師は血液チューブを両手で持っていた。両手が濡れたままなので、水槽から出した後もチューブに水が残っていた。他の看護師たちは片手で行っていたので、手を濡らさなかった。R. bronchialis は水槽からは培養されなかった。B 看護師の手の培養では最初は陰性だったが、チューブを濡らす手順をおこなった後では R. bronchialis が培養できた。培養結果は次のようなものであった。

培養結果：
- 寒天培地上にスタッフの指を置いて培養すると：B 看護師のみが R. bronchialis +++
- B 看護師がいる時といない時の手技に関して、定点培地上の結果は：B 看護師がいる時のみが +++
- 空気中からのサンプルは：B 看護師が部屋にいた時に +++
- 鼻腔のふき取り試験では：B 看護師で +++
- B 看護師の鼻、手、頭皮、膣、咽頭、直腸、ペット：全て +++

+ 印が多いほど多く検出されたということ。

B 看護師は 1992 年 12 月に開胸手術のトレーニングを開始し、1993 年 2 月からは開胸手術の担当が主な仕事となった。B 看護師の自宅、手術室用のロッカー、靴、3 匹飼っている犬のうち 1 匹の皮膚からも、培養によって、R. bronchialis が検出された。B 看護師から検出された菌

と 7 例の患者から検出された菌とは非常に近接に関連していることが、検査で判明した。そして次のような対策がなされた。

- B 看護師を開胸手術以外の職場へ配置換え。
- B 看護師の手、頭皮、そして鼻咽頭から R. bronchialis を除菌する試み。
- 開胸手術後の手術創の菌検査サーベイランスを継続して施行。

　B 看護師は、心臓外科以外の手術に配置転換された。彼女は全身を治療したにも関わらず、少なくとも 18 カ月の間 R. bronchialis の培養検査結果が陽性のままであった。対策後 12 カ月間の追跡では R. bronchialis によって引き起こされた手術創の感染はなかった。
　B 看護師は様々な手術で手術室に入っており、彼女が働いていた範囲の空気サンプルは陽性だったが、R. bronchialis やその他の手術感染は心臓動脈バイパス手術でのみで起こった。その他の手術と心臓バイパス手術との違いの重要な点は、活性凝固時間の測定のために水槽を使うか否かという点であった。手術室において B 看護師を観察していると、凝固時間の測定の間彼女が手を濡らしたままでいることに気が付いた。R. bronchialis により汚染された彼女の手についた水滴が、彼女が取り出してセットした滅菌器具を汚染した可能性があった。

第4章 薬害事件

◆表4-2 症例対照研究の結果

リスク要因の可能性のある要因	曝露症例数	曝露対照数	オッズ比
	（括弧内はパーセント）		
男性	7 (100)	24 (86)	無限大
以下の状態のいずれか	6 (86)	22 (79)	1.6
糖尿病歴あり	1 (43)	6 (21)	0.6
肥満あり	3 (43)	4 (14)	4.5
喫煙	4 (57)	9 (32)	2.8
がん	1 (14)	0 (0)	無限大
腎不全	0 (0)	0 (0)	―
ステロイドホルモン治療	1 (14)	1 (4)	4.5
慢性肺疾患	2 (29)	3 (11)	3.3
B看護師の関与	7 (100)	6 (21)	無限大
心臓動脈バイパス手術	7 (100)	28 (100)	
輸血	4 (57)	13 (46)	2.2

注：オッズ比無限大が「男性」、「がん」、「B看護師の関与」で見られるが、「B看護師の関与」が一番はっきりとしたコントラストを示していることが分かる。

出典：EpiInfo2002 チュートリアル
　　　Richet HM, Craven PC, Brown JM, Lasker BA, Cox CD, McNeil MM, Tice AD, Jarvis WR, and Tablan OC: A cluster of Rhodococcus (Gordona) Bronchialis sternal-wound infections after coronary bypass surgery. NEJM 1991; 324: 104-109.

演習問題4-1：B看護師に関して症例対照研究の2かけ2表を作ってみよう。

Column　疫学の歴史

ジョン・スノー

　疫学の起源は、他の医学トピックスの多くがそうであるように、ギリシャのヒポクラテスにまでさかのぼると表現する人もいる。よく考えれば、疫学は医学での考え方や振る舞い方を明示し理論化した方法論にすぎないので、医学医療で日常行なわれていることは全て疫学に繋げて考えることができるであろう。医学問題に限らず、人の日常生活の様々な判断等に疫学が結びついているとも言えるのである。

　そうは言っても、疫学の発達史の中で「あの時」とばかりに画期的な出来事として語り継がれる研究はある。すでに述べたが1950年代に入って一斉に始まった喫煙と肺がんに関する研究などもその一つである。疫学が感染症や栄養不足のような比較的短期の影響に関する研究から、がんのような長期的な影響に関する研究に大きく一歩を踏み出した時であった。

　疫学の歴史の中でも、理論疫学者ロスマンが「今日の疫学研究が備えているあらゆる側面を含んでいる」と表現する特記すべき研究が150年前に行われた。当時の日本は江戸時代で、黒船の来航や桜田門外の変などで大騒ぎしていた頃であった。1854年にロンドンの麻酔科医ジョン・スノーによって行われた水道水とコレラによる死亡に関する研究がそれである。ちなみに、コッホによってコレラ菌が発見されたのが1983年である。SARSに関してもウイルスが同定される前にすでに多くの対策が取られていたことを目の当たりにしている今日から見れば当然のことではあるが、ジョン・スノーの研究は実にロジカルに進行した。そしてスノーは証拠に基づいて問題となった水道会社のポンプを閉じた。この研究が語られる際にし

Column 疫学の歴史

ばしば忘れられているのだが、ジョン・スノーのこの研究を可能にしたのは、長い間に整備されたロンドンの死亡統計に関する体制や研究であった。まずその点から述べていこうと思う。

ロンドン・帰納主義

　イギリスで帰納主義の哲学が発達したことはよく知られている。多くの経験的証拠を収集し、その中から一般則を導き出すという考え方である。かの万有引力の発見者ニュートンも当時自らの帰納法により万有引力の法則を発見したと述べている。このイギリスの首都ロンドンでは、観察データの系統的収集が発達していった。もちろん、このような統計の発達は、イギリスで産業革命が進行し社会階層の発生や健康に格差の問題が生じたという歴史とも無縁ではない。衛生状態も以前は農村より都市の方が悪かった。イギリスは貧困対策や公衆衛生システム、関連する法制度を、世界の中でいち早く発達させていった。

　1662 年、ジョン・グラウントはロンドンでの出生と死亡に関する週報を分析し、疾病パターンを初めて定量的に表現した。この時、出生における男児の割合が高い一方で、乳児死亡率も男児の方が高いことが明らかになった。またグラウントは、ペストの流行が人口に及ぼす影響も定量化した。1839 年、イングランドとウェールズの一般登録事務所の医学統計に関する責任者となった医師ウィリアム・ファーは、死因と死亡数の情報を集積し、年間レポートとして報告するシステムを作りあげた。彼もまた、このようなシステムを作ることによって病気の特徴を明らかにできると考えていた。この発想自体が非常に画期的である。このような発想をほとんど有していない医師は現代においても結構いるのではないだろうか。ファーは既婚者と独身者との死亡率や、様々な職業に就いている人々の死亡率をも比較した。1852 年にファーはロンドンの死亡統計からコ

レラによる死亡率と標高との関係を探る研究を行い図 C-1 を作成した。この図は、標高が低ければ低いほどコレラによる死亡率が高いことを示したものである。

◆図 C-1　コレラ死亡率と標高（マービン・ササー：『疫学的原因論』三一書房から）

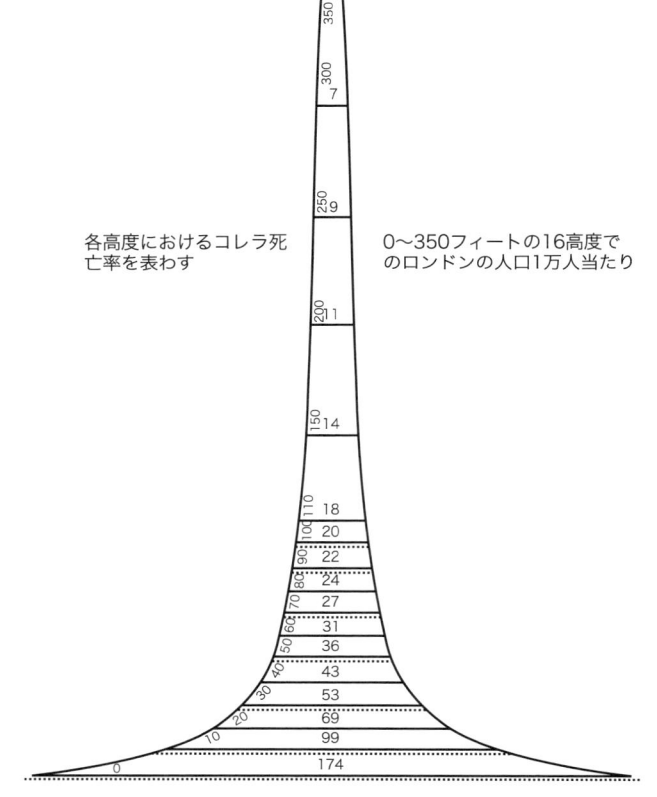

各高度におけるコレラ死亡率を表わす　　　　0～350フィートの16高度でのロンドンの人口1万人当たり

高度	死亡率
350	
300	7
250	9
200	11
150	14
110	18
100	20
90	22
80	24
70	27
60	31
50	36
40	43
30	53
20	69
10	99
0	174

「中央の数字は、図の左側に示した高度に『住む』住民1万人当たりのコレラ死亡者数を表わしている。
　水平方向の実線の長さは、図式底部からの高さで示される相対的高度の地図における、計算上のコレラの相対的死亡率を示す。点線は一定の高度で観察された平均死亡率を示す。このように、テムズ川上流の標高差90フィートの地区では、コレラによる平均死亡率は住民1万人当たり22であった。

Column 疫学の歴史

　ジョン・スノーの調査は、このような前段階があったからこそ実現したとも言える。ちなみにジョン・スノーが閉鎖した水道ポンプは今日でも見ることができる。ロンドンでは昔から町並みがあまり変わっていないので、当時の地図でもたどり着くことができる。蛇足だがオックスフォード通りを東に向かい、「良品計画」（無印良品）の海外店「MUJI」を通り過ぎ2つ目のポーランド通りを右折し、通りを突き当たったところで右手を見ると、「JHON SNOW」と書かれたパブ（居酒屋）を見つけることができる。そこにスノーが閉鎖したポンプを見ることができる。

　1849年、スノーはランベス社とサウスウォーク・ヴォウクス社という水道会社が水を供給する地域において、コレラの発生率がとり分け高いことに気づいた。両社は水道水をテムズ川の汚染のひどいところから引いていた。ところが1849年と1854年に、ランベス社は水の取水口を変更し、水道水をテムズ川のあまり汚れていないところから引き始めた。そうすると、ランベス社が水を供給する地域でコレラの発生率が減少し始めたのである。この間、サウスウォーク・ヴォウクス社が供給する地域ではコレラの発生率は減少しなかった。これを実際に調査したデータが表C-1である。サウスウォーク・ヴォウクス社が供給する地域においてコレラによる死亡が明らかに多発していることが分かる。

◆表 C-1　ロンドンにおいて 1854 年 7 月 8 日から 8 月 26 日までの間、サウスウォーク・ヴォウクス社の水道を利用していた地域（曝露群）と、ランベス社の水道を利用していた地域（非曝露群）と、両社の水道を利用していた地域（曝露と非曝露が混在している群）におけるコレラの死亡率

水道会社	1851 年の人口	コレラ死亡数	1000 人あたりのコレラの死亡率（％）
サウスウォーク・ヴォウクス社からの地域	167,654 人	844 人	5.0
ランベス社からの地域	19,133 人	18 人	0.9
両社から受けている地域	300,149 人	652 人	2.2

　しかしスノーは、サウスウォーク・ヴォウクス社とランベス社が供給する地域とをそれぞれ地域別に調べたのでは、水道以外の要因（例えば収入とか家の大きさなど）が異なる可能性があると考えた。そこでこれを解決するために、両社が水を供給する地域を 1 軒 1 軒訪ね、どちらの水道会社から供給してもらっているかを調査し、供給会社別にコレラの死亡率を計算した。この入り組んだ地域をくまなく回ったところ、性や年齢、あるいは職業や社会階層、収入などが同様な人たちを調査することができた。そしてそれらを検討し、供給会社別に整理した結果が表 C-2 である。

Column　疫学の歴史

◆表C-2　ロンドンにおいて1854年7月8日から8月26日までの間、サウスウォーク・ヴォウクス社の水道を利用していた人（曝露群）と、ランベス社の水道を利用していた人（非曝露群）とを個別に調査した時のコレラの死亡率

水道会社	1851年の人口	コレラ死亡数	1000人あたりのコレラの死亡率
サウスウォーク・ヴォウクス社	98,862人	419人	4.2
ランベス社	154,615人	80人	0.5

文献：B MacMahon and TF Pugh: Epidemiology principles and methods. Little Brown & Company, Boston, 1970. より

　この表C-2では、表C-1でのサウスウォーク・ヴォウクス社やランベス社が供給する地域のコレラ死亡率と、それぞれほぼ同じような値を示している。さらに、ランベス社が供給する家々のコレラ死亡率は、ロンドンの他の地域におけるコレラ死亡率と数値がほぼ同じであった。この結果によって、スノーはサウスウォーク・ヴォウクス社が供給する水道の栓を閉じたのである。パブ「JHON SNOW」がその水道栓の脇にある。

　スノーの調査では、以下のように地図の中の患者が住んでいた場所に点を打つことによって考察が進められていた。今日ではこれを「スポット・マップ」と呼び、多くのアウトブレイクの報告書で用いられている。真中あたりにポンプの印（地図上では○に十字が描いてある）が付いている場所がパブ「JHON SNOW」の場所である。

◆図C-2　スノーが描いたブロード・ストリート周辺のスポット・マップ
　ロンドン市ゴールデン・スクエア、ジェイムス通り、バーヴィク通りのある地区の市街地図。1854年8月9月のアウトブレイクにおけるコレラ症例の分布。

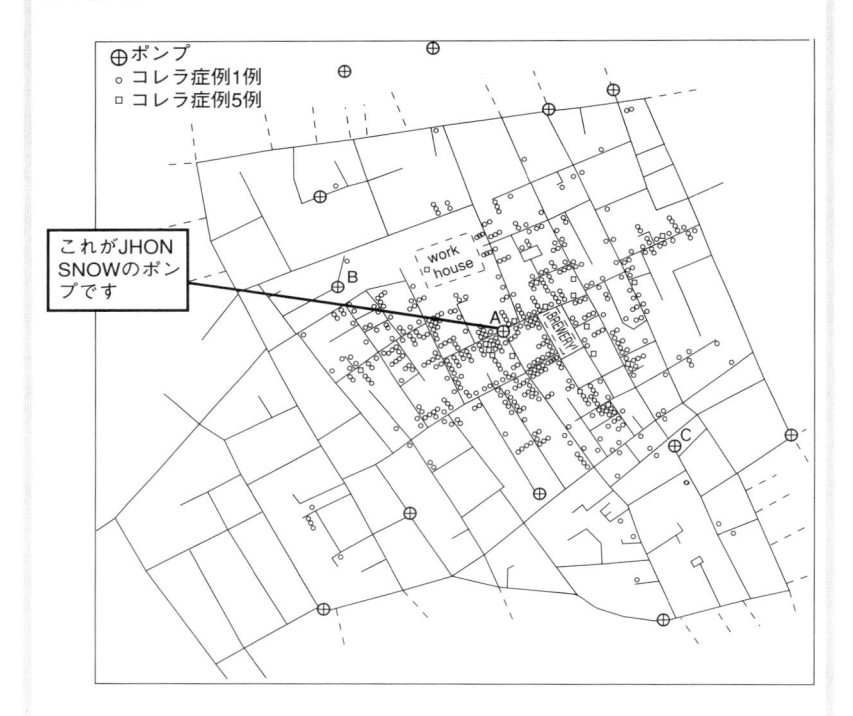

ゼンメルワイスと手術の手洗い

　ジョン・スノーの研究ほど緻密な研究ではないが、同じ頃、医学の歴史において重要な研究が行われている。ブダペストの産婦人科医イグナツ・フィリップ・ゼンメルワイスによる産褥熱に関する研究である。
　読者の皆さんが病院や医療という言葉から連想されるのは、まず

Column　疫学の歴史

白衣と消毒薬の臭いであろう。しかし、現代のこのような病院のイメージを、19世紀前半のヨーロッパの病院において想像することはできなかったであろう。当時の医師は白衣ならず黒っぽいコートを着て、手を消毒することもなく医療に従事していたからである。そのような病院で最も危険に曝されたのは、感染しやすい状況にある人々であり、出産時の妊婦などもそのような危険に曝されやすい対象の一つである。出産時には体の外と内との境界が曖昧になり、細菌感染が最も起こりやすい状況になるのである。

　細菌は通常、皮膚という防護壁によって体内に入り込むことができない。もし入り込んだとしても、健康であれば体の免疫機構がその力を発揮して、細菌を撃退することが出来る。ところが、医師が出産時の妊婦に対して消毒していない手でお産の介助を行うと、大量の細菌が妊婦の体内に一気に入り込むことになる。いったん入り込んでしまえば、人の体内は細菌にとって絶好の増殖条件がそろっている場所となる。栄養、水分、そして一定に保たれた適度の温度という条件で細菌は急激な増殖を繰り返し、免疫機構の門をいくつも突破して血流に乗って全身を駆けめぐる。こうなると瀕死の状態になるのは時間の問題である。このような状態を敗血症と呼んでいる。そしてお産時に生じた敗血症の状態を産褥熱と呼んでいる。産褥熱はかつて、妊婦が出産前後に命を落とす主要な原因であった。

　19世紀前半のウィーンでは病院が発達し、病院でお産が行われるようになっていた。病院で行われるようになると効率的な反面、院内感染が生じるのは現代でも変わりはない。当時も産褥熱による妊婦死亡が大変な状況であった。どのくらい大変な状況かというと表C-3を見ていただきたい。出産妊婦の5人に1人が産褥熱で死んでいたのである。黒衣の医師が手も洗わずにお産の介助をする。そのお産をした妊婦は当然のごとく産褥熱を発症し死亡する。医師は死体を解剖し、病巣部位を詳しく調べる。そしてまたろくに手も洗わずに次のお産の介助を行っていたのである。現代からは考えられな

いような光景だが、当時の医学の常識では、まさか医師の手が病気を作り出しているとは想像だにしていなかったのであろう。もちろん、この時代はコッホやパスツールが細菌学を大発展させる30～40年前のことなので、細菌という概念はなかった。

　当時ウィーン第一産院の助手であったゼンメルワイスは、産褥熱を何とかしなければならないと考え、様々な仮説を考えては対策を試みていた。その頃法医学の教授が解剖中にメスで手を傷つけ敗血症になって死んだことから、ゼンメルワイスにある考えが思い浮かんだ。解剖で汚れた医師の手から産婦の体内に病気が運び込まれているのではないか、ということであった。この発想を検証するために医師（すなわち解剖する人）がお産を介助しない産院で、産褥熱がどのように起こるかについて調査する方法が取られた。調査対象はすぐ近くにある。ウィーン第二産院で、ここでは助産婦がお産を手がけていた。調査の結果は表C-3の通りであった。ウィーン第二産院では産褥熱による死亡割合が明らかに少なかったのである。ゼンメルワイスの調査によると、産院以外での出産は産院での出産よりもさらに死亡割合が低かったようである。

◆表C-3　第一産院と第二産院での産婦の死亡割合

年	第一産院			第二産院		
	患者数	死亡数	%	患者数	死亡数	%
1841	3036	237	7.7	2442	86	3.6
1842	3287	518	15.8	2659	202	7.5
1843	3060	274	8.9	2739	164	5.9
1844	3137	260	8.2	2936	68	2.8
1845	3492	241	6.8	3241	66	2.0

　この観察結果からゼンメルワイスは次のような張り紙を掲示し、お産の前に手を洗うよう病院内の医師に指示した。

　産科室に入る医師・学生・その他すべての人は、次のことを厳守

Column　疫学の歴史

してください。
① 産科室に入るときは、必ず石鹸で手をよく洗うこと。
② その上で、備え付けの「塩化石灰水」に手を浸し、ていねいにブラシをかけること。
③ 解剖をした後は、とくに入念に行うこと。
以上のきまりに、例外はありません。
　　　　　イグナツ・フィリップ・ゼンメルワイス
　　　　　　　ー『汚れた手』（峰尾秀之著）より

　その効果は劇的であった。産褥熱による死亡割合が激減したのである。1847年に「『予防法』をはじめる前までの死亡率は18％にも達していた。これは、昨年の平均死亡率よりさらに高い値である。ところが、この方法を導入した5月、死亡率は12％に落ちた。わずかながらも死亡率が減少したことは、ゼンメルワイスに勇気を与えた。そして、さらなる＜手洗い＞の励行をよびかけた翌6月、死亡率は2％台に激減した。数年来ふた桁程度の死亡率が普通だった第一産院では、驚くべき小さい値といえるだろう。次の7月、死亡率はさらに減少し、1％台にまで落ち込んだ。ほんの2カ月前までは、10人に1人以上が産褥熱で亡くなっていたのに、今では100人に1人しか死亡者が出なくなったのである。8月、9月の死亡率も、おおむね1－2％台にとどまった」（峰尾秀之著『汚れた手』より）。
　ここまで証拠が揃えば普通は納得してもらえても良さそうなものであるが、ゼンメルワイスは逆に弾圧の対象になってしまった。医師が病気の原因を作っているというのはもっての外であるというのである。ヨーロッパの中では、ゼンメルワイスの考え方を自分で試してみて効果のあることが分かり、ゼンメルワイスの説を支持する少数の医師が出てきていたが、多数はゼンメルワイスの説に反発した。そしてゼンメルワイスはウィーンの産院を追われるようにして故郷のブタペストの病院へと帰って行った。しかし、ここでも多く

の医師はゼンメルワイスの意見を取り入れようとはしなかった。孤立したゼンメルワイスはブダペストの街頭で道行く人々に対して「医師に注意せよ」という警告ビラを自ら撒いた。その後ウィーン大学の精神科へ運ばれ、彼は孤独な最後を迎える。死因は皮肉にも敗血症であったと伝えられている。精神錯乱も敗血症によって説明されている。

今日、手術前に入念な手洗いが行なわれていることは、誰もが知っていることである。医学生の外科の臨床研修における最初の訓練は手洗い訓練となっている。ゼンメルワイスの功績は、理由を考え、仮説を立て、データで実証することにより達成された。

この項は『汚れた手―ゼンメルワイスと認識の問題』（峰尾秀之著、1992：非売品）を参照にした。

仮説と検証

19世紀におけるこれらの歴史的な出来事には、仮説を生み出す注意深い観察と、その仮説を観察データの分析により検証するという、現代の疫学の基本的な構造がそのまま示されている。「疫学、疫学、……、分からない」と頭をひねるより、このようなシンプルな構造を理解した上で、これで一応「疫学を一応理解したことになるんだ」と開き直った方が良い、というのが私の意見である。

日本でもやや遅れて、世論を二分する重要な研究が行われた。脚気の原因に関する研究である。脚気は明治期に入ってから日本中を悩ませた。明治天皇もこの病気で苦しんだと伝えられている。とりわけ脚気が集団発生したのは、白いご飯が食べられるという誘い文句で兵士を集め、集団に画一的な食事をさせた軍隊であった。

ここでの仮説は2つに分かれた。ドイツで細菌学の華々しい進歩を学んできた学者たちによる細菌説と、栄養の偏りが問題なのではないかというイギリス帰りの高木兼寛（海軍軍医で東京慈恵会医科大学

Column 疫学の歴史

の創始者）や海軍の軍医たちによる栄養説であった。高木たちは観察や検証を繰り返し、次第に海軍軍隊を脚気から救うという実績を挙げたのに対して、陸軍軍医森林太郎（森鷗外）や東大第一内科教授青山胤道などはあくまでも細菌説にこだわり、栄養改善を行うことに抵抗を続けた。結果は、日露戦争の際に陸軍が数万に及ぶ脚気の死者を出す事件にまで発展した。即死を除く戦病死より脚気による病死が上回ったのである。

　この話に関する詳細は、科学と仮説の問題に注目した板倉聖宣氏の著書『模倣の時代』（仮説社）に詳しくまとめられているので、そちらを参照していただきたい。権威とか固定観念にとらわれて観察結果や検証結果を軽視すると大変な大惨事につながるという教訓としては、是非記憶にとどめたい事件である。脚気（ビタミンB欠乏症）は、パンを主食とする洋食では起こりにくく、当時は日本独特の病気であったことは水俣病事件と同様に、日本国内で病気の原因が問題となった際には日本独自に解決を図る必要があるということも教えてくれる。

　1950年にイギリス・アメリカ・ドイツから喫煙と肺がんに関する疫学研究がほぼ同時に発表されて以来、疫学は大きく発展し、研究数も急速に増加してきた。疫学理論が発達するにつれて研究の質は良くなり、情報が効率よくまとめられてきた。このようなプロセスは疫学の歴史の重要な核心を占めるのであるが、これだけで本が1冊書ける程ボリュームのある内容であり、大学院生等が疫学理論と共に熱心に学ぶような内容となる。

第5章

疫学の広がり

医学の世界では、疫学は公衆衛生学の一部、あるいは公衆衛生学の基本的方法論である、だから臨床医学などの他の医学分野とは関係ないと、割り切っている人が未だに少なくない。しかしすでに書いてきたように、疫学は公衆衛生学だけのものではなく、昔から医学のあらゆる分野の基本的方法論であった。しかしそのことが明確に意識できるようになったのは、疫学理論の発達によって医学各分野で行われている様々な研究が「実は理論的に同じことをやっている」ということに気づかされるようになってからであろう。また、医療において重視されてきた臨床医の「経験」を共有する科学的方法論が、疫学の一分野として発達してきたことも大きいと思われる。このように書くと何やら難しいことのように感じられるが、要するに、医学の全ての分野において疫学的方法論が利用されているということなのである。現に、様々な医学医療において最も重要な根拠を提出する方法論として用いられている。

　もっと簡単に言うと、医学関係のある分野の名前を○○学と呼ぶとするなら、○○疫学という疫学の応用分野が成り立つということなのである。臨床医学→臨床疫学、感染症学→感染症の疫学、栄養学→栄養疫学、薬学→薬剤疫学、環境学→環境疫学、分子医学→分子疫学、遺伝学→遺伝疫学、産業医学→産業疫学、周産期医学→周産期の疫学などである。第4章の後半に紹介したように、外傷の疫学、事故の疫学などもある。乗用車のシートベルト着用の有効性やバイクのヘルメット着用の研究などは、この分野で検証が行われている。警察関係の方々はご存じだっただろうか？　それぞれの分野は、これまた様々な分野に分類できる。例えば、薬剤疫学には臨床治験などの薬の有効性（効き目）の研究と、市場に出された前後の薬の副作用に関する研究の、大きく分けて2つの分野がある。

　今日、大学医学部における疫学者の重要な役割として、臨床医が企画した臨床研究の質を高めて分析を手伝うという役目があり、この仕事に多くの時間を割いている。疫学者が人材不足である我が国では、この時代の流れに遅れまいとする医学部が疫学者の獲得に非常に苦労しているのが現状である。

疫学の応用分野のうち、最も広い範囲をカバーしている臨床疫学と、「最先端」として関心が高い遺伝疫学や分子疫学について若干述べてみたいと思う。基本的には、臨床疫学で仮説となる因果関係（原因→結果）は、具体的には原因（治療、投薬、手術）→結果（治癒、副作用）という構造を持つことが多い。また臨床疫学では、症例対照研究もある一方で、患者の追跡が比較的簡単という理由からコホート研究デザインもよく用いられる。遺伝疫学や分子疫学では仮説となる因果関係（原因→結果）が、原因（遺伝子もしくはその指標、分子）→結果（病気の表れ）という設定になる場合が基本である。アメリカの医学生向けの疫学テキスト『メディカル・エピデミオロジー』（ランゲ・メディカルブック）の第11章「遺伝疫学」の「まとめ」のところには次のように記載されている。「遺伝疫学の分野は、疫学の他の領域で使われるのと同じ研究デザインと分析、そして同じ基本的原理を用いる。遺伝疫学の研究者は研究に3つの基本的タイプを用いる。すなわち、記述的研究、家族集積性に関する研究、そして特定の遺伝マーカーに関する研究である。それぞれの研究タイプは、一般的に症例対照研究もしくはコホート研究を含んでおり、最も関心の高い『曝露』が遺伝要因であるということにおいて、他のタイプの疫学研究とは異なる」。つまり、遺伝疫学においては曝露（原因）が、遺伝子やその指標であるというだけにすぎない。

　この章だけで疫学の広がりを全て説明することは全く不可能であり、ここではほんの一部をチラリとお見せするだけである。そのことを忘れないでいただきたい。

臨床疫学－測定と診断

　臨床疫学に関しては、今日では科学的根拠に基づく医学（Evidence Based Medicine: EBM）という名前の方がよく知られていると思われる。臨床疫学は、臨床医学の骨格である診断と治療を科学的に整理した分野である。そして疫学の臨床応用である。従って、臨床各科の臨床研究は臨床疫学の方法論に従ってデザインされる。当然の如く、治療の研究の

一部には薬剤疫学が重なってくる。

図 5-1　原因・曝露・投薬・治療と、結果・疾病・治癒・副作用の因果関係の図

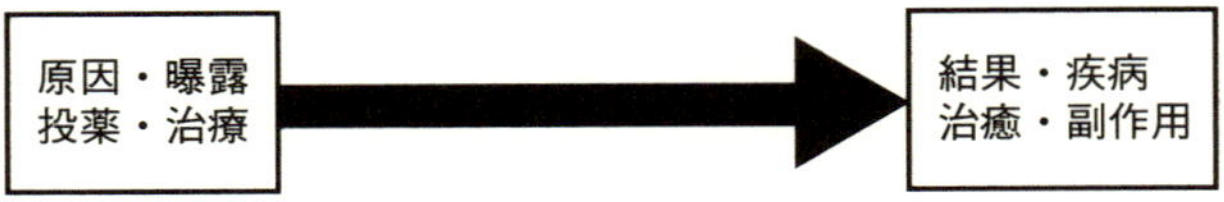

```
┌──────────┐              ┌──────────┐
│原因・曝露│              │結果・疾病│
│投薬・治療│  ━━━━━━━▶  │治癒・副作用│
└──────────┘              └──────────┘
```

図 5-1 をご覧いただきたい。これまで「曝露」と呼んできた「原因」は、臨床疫学では「投薬」や「治療」と呼ばれることになる。そしてこれまで「疾病」や「疾患」と呼んできた「結果」は、臨床疫学では「治癒」あるいは「緩解（やや症状がよくなること）」、もしくは「副作用」と呼ばれる。

我々が疫学、あるいは臨床疫学でどんな作業をおこなっているかというと「曝露」の測定をおこなってデータを得ること、そして「疾患」の診断をおこなってデータを得ることの2つが挙げられる。我々が「疫学分析」と呼んでいるものは、「曝露」の測定結果のデータと「疾患」の診断結果のデータとを検討しながら、2かけ2表を基本とした表にまとめる作業のことである。だから2かけ2表には、「曝露」の有無と「疾患」の有無とが行と列になって示されているのである。臨床に関連する疫学研究の例を2つほど挙げてみる。とりわけヘリコバクター・ピロリに関する研究は、このあと医学判断学・メタ分析、費用便益分析でもひきつづき例として用いている。

例 5-1：臨床疫学の実例－ヘリコバクター・ピロリの除菌治療に関する論文

1990 年頃から、ヘリコバクター・ピロリが胃潰瘍（そして胃がんも）の発生に大きく関わっていることが分かってきた。そしてヘリコバクター・ピロリを薬によって除去すると、これまで再発を繰り返してきた胃潰瘍がほとんど再発しなくなることも明らかになってきた。そこで、ヘリコバクター・ピロリを感染者の胃からあらかじめ除去することによって、胃潰瘍等の予防を行うことが、従来の潰瘍治療薬による治療に

比べて医療費を軽減させるか否か、軽減させるとすればどの程度なのかということを明確にするための研究が行われた。この研究には決断分析だけでなく、メタ分析、費用効果分析も使われている。決断分析のところでこの実例を用いる。

文献：Briggs AH, Sculpher MJ, Logan RPH, Aldous J, Ramsay ME, and Baron JH: Cost effectiveness of screening for and eradication of Helicobacter pylori in management of dyspeptic patients under 45 years of age. BMJ 1996; 312; 1321-5.
Ofman JJ, Etchason J, Fullerton S, Kahn K, and Soll AH: Management strategies for Helicobacter pylori-seropositive patients with dyspepsia: Clinical and economic consequences. Ann Intern Med 1997; 126: 280-291.

例5-2：新生児・乳児うつぶせ寝と乳幼児突然死症候群

これを臨床疫学の分野の範疇に入れるべきか疑問があるかも知れないが、とても重要な疫学研究として印象に残っている論文があるので紹介する。

近年、頭の形が良くなるという理由で、赤ちゃんを寝かせる際には我が国でも欧米風にうつぶせ寝にすることが多くなっていた。私などは、首が据わったかどうかも分からない頃の、一見して弱々しく見える赤ちゃんをうつぶせ寝にさせると息が詰まるんじゃないか、と心配していた。この疑問を、突然原因も分からずに起こる赤ちゃんの死亡（乳幼児突然死症候群 SIDS）と関連づけて研究してしまった人達がいる。これは症例対照研究である。すでに読者の皆さんは次のような表を解説なしに読むことが可能であろう。オッズ比が 1.0 となっているところが比較の基準とした要因である。自然繊維マットレスの使用の有無、乳児を包帯でくるんでいたか否か、病気が最近あったか否か、暖房の有無にかかわらず、うつぶせ寝の時のオッズ比が、仰向けもしくは横向けの場合より高くなっていることがわかる。症例は SIDS で亡くなった赤ちゃんで、対照には年齢、誕生時の体重が症例と同じ赤ちゃんを、1症例につき2人ずつ選んだ。

◆表 5-1　乳児の通常の睡眠時姿勢で分類した SIDS と様々な要因との関連

要因	乳児の数	仰向けもしくは横向け	うつぶせ寝
非自然繊維マットレスの使用	137	1.0	3.1(1.3-7.1)
自然繊維マットレスの使用	40	0.5(0.1-2.6)	10(2.5-43)
乳児を包帯でくるんでいた（注）	114	1.0	3.1(1.2-8.5)
乳児を包帯でくるんでいなかった	61	0.69(0.21-2.3)	8.9(2.4-34)
病気が最近あった	62	1.0	1.6(0.5-5.2)
特に病気はなかった	116	0.83(0.27-2.6)	9.3(2.5-3.5)
暖房をしていなかった	132	1.0	3.1(1.3-7.2)
暖房をしていた	46	0.6(0.18-2.0)	32(4.0-254)
室内温度 6-14℃	25	1.0	0.99(0.13-7.8)
室内温度 15-29℃	68	0.54(0.07-4.5)	6.9(1.3-37)

オッズ比（95% 信頼区間）

注：日本ではあまり習慣がないが、テレビなどを見ていると海外の赤ん坊はしばしば布でぐるぐる巻きにされているようである。

　この研究の結果、赤ちゃんのうつぶせ寝は危険だということで、うつぶせ寝をさせないように指導が始まった。その後、横を向いて寝かせるより仰向けに寝かせる方が安全であること、両親の喫煙が関連していることなども分かってきた。なお、我が国で赤ちゃんの寝かせ方に関する指導方法が変更されたのは、欧米に比べて数年遅れてしまったようである。その理由を私は知らない。

文献：Ponsonby A-L, Dwyer T, Gibbons LE, Cochrane JA, and Wang Y-G: Factors potentiating the risk of sudden infant death syndrome associated with the prone position. NEJM 1993; 329: 377-382.

診断学の基礎－臨床疫学の周辺

　医学における診断が、「黙って座ればピタリと当たる」という類のものではないということは、多くの人がご存じであろう。また今日では、

第5章　疫学の広がり

　診断を行う際に、聴診器と舌圧子（「あーん」と言っている時に「オェ」を誘うあの冷たい金属）だけではなく様々な検査器具が使用されたり血液検査等が実施されたりしていることは誰でも知っている。しかしどんなに診断技術が進んだところで、多かれ少なかれ誤診は生じるのである。そしてこの誤診が、本来の「病気」と「診断結果」との間のズレなのである。

　誤診には次の2種類がある。「病気の人を病気でない」と誤診すること。これを「見逃し」とも呼んでいる。そして「病気でない人を病気である」と誤診すること。通常見逃しの方が重大な誤診であると思われているが、「病気でない人を病気である」と誤診することも結構重大な過ちである。例えば、「手術に踏み切って開腹したけれども、ガンはなかった」などという目に遭遇したい人などどこにもいないであろう。上記の2種類の誤診について明示するために、「病気」と「診断結果」の間のズレを再び2かけ2表にまとめてみよう。この表5-2はこれまでの「原因」と「結果」の2かけ2表とは全く異なるので、決して混同しないように御注意いただきたい。これまでの2かけ2表とこの2かけ2表が全く異なる理由は第6章の図6-6に示してある。図6-6の①に示した「推論したい因果関係」の部分のデータがこれまでの2かけ2表のデータであり、図6-6の③の部分が今回の表5-2の2かけ2表と同じものである。2つのデータセットが、全く異なる意味を持っていることが理解していただけると思う。

◆表5-2　診断結果のズレに関する2かけ2表

診断結果	病気あり	病気なし	合計
陽性（病気があると診断）	a人	b人	a＋b人
陰性（病気がないと診断）	c人	d人	c＋d人
合計	a＋c人	b＋d人	a＋b＋c＋d人

　「病気の人を病気でない」（見逃し）と診断した数はc人で表されている。割合としては（c／a＋c）となり、これが見逃し割合（偽陰性割合）となる。「病気でない人を病気である」と診断した数はb人で表されている。割合としては（b／b＋d）となりこれが偽陽性割合となる。

では、誤診ではなく正しい診断に関してはどのような割合として示すのだろうか？　これも2種類ある。「病気の人を病気である」と診断する割合（1－偽陽性割合）と表される。そしてこの割合を感度とか敏感度(sensitivity)と呼ぶ。表5-2の代数を用いると（a／a＋c）である。「病気でない人を病気でない」と診断する割合（1－偽陰性割合）と表される。そしてこの割合を特異度(specificity)と呼ぶ。表5-2の代数を用いると（d／b＋d）である。実は、この2つの感度と特異度という「正しい診断をする割合」の方が、検査や診断の能力を示す指標としてしばしば用いられる。ある1つの検査法や診断法においてこの2つの指標はお互い別々に存在するのではなく、実はお互いに影響しあう関係にある。感度を上げるためには特異度を下げなければならない。つまり、陽性として判断しやすい傾向に検査の閾値を動かすのである。逆に特異度を上げようと思えば感度を下げなければならない。つまり、陰性として判断しやすい傾向に検査の閾値を動かすのである。この検査の閾値のことをカット・オフ値と呼ぶ。ここまでは陽性、ここからは陰性というふうに検査結果を線引きする境目の値のことである。

演習問題 5-1：「見逃し」を少なくするためには感度を上げればよいのだろうか、下げればよいのだろうか？　また特異度はその時どうなるのだろうか？　このような検査はどんな時に必要であろうか？（がんを早期発見するための集団検診？　それとも手術前の検査？）

　表5-2を見て、「この表を具体的に作るためには、『本当に病気である』ということと『本当に病気ではない』ということを知らなければならない。どうすればそれが分かるのだ？」と疑問に思われた方は、なかなか鋭い方である。この表は新しい簡易的な検査法の性能を、人手がかかり高価ではあるが非常に正確であると思われる検査法で試すための表である。「人手がかかり高価ではあるが非常に正確であると思われる検査法」というのは、人体から肉体の一部を取って顕微鏡で見る病理検査法や、長期間の観察を伴う検査法のことである。実を言うと、コストや

手間がかかるが比較的信頼性のある検査法を基準にして、新しい検査法やコストの安い検査法の性能をチェックしているのである。何かを基準にして他の方法との性能の異なりを測定するということは、何も臨床疫学に限った話ではない。「測定行為」そのものが何かを基準にして測定していることになるのである。

診断学の基礎の説明にあまりこだわると頭を混乱させる人が多くなるので、これ以上は止めておく。もっと深めたい方は、岡山大学での私の講義や本書の終わりに掲げる「お勧め本」をご覧いただきたい。この問題は理論的に非常に面白い展開をするので、実はここからがとても味わい深い分野であることを申し添えておく。

なお、感度と特異度は共に上記の2かけ2表を縦読みした指標であった。ここで多くの人はしばしば横読みするというミスを犯してしまう。私でもうっかりすると表を書き間違えそうになる。行と列がそれぞれ何を表現しているのかについて、今一度ご確認頂きたい。

さて、横読みした指標（a／a + b）を陽性反応的中割合と呼ぶ。この意味は、陽性反応が出た時にその患者さんが本当に病気である確率のことである。もう一つの指標（d／c + d）を陰性反応的中割合と呼ぶ。こちらは、陰性反応が出た時にその患者さんが本当に病気でない確率のことである。この項で「割合」と呼んでいる部分は、「確率」と読み替えていただいても構わない。

演習問題 5-2：アメリカ赤十字におけるエイズ検査についての演習問題
－診断検査についての演習問題－輸血のために提供された血液の例
（ペンシルベニア大学の演習問題から）

1987年、アメリカ赤十字社（American Red Cross: ARC）は HIV 患者のために献血された721万5000本の血液パックをスクリーニングした。ARC が直面した問題は、

A）血液供給のためにどの血液パックを使えるか、

B）AIDS ウイルスに感染したと情報を提供するべき献血者はどの人

か、ということであった。

これらを決定するために、ARC は EIA 法と呼ばれる血清検査により、721 万 5000 パックの血液について 1 回目のスクリーニングを実施することにした。この EIA 法という検査により 7 万 4955 パックの血液が陽性（EIA>1.0）となり、残りは陰性（EIA<1.0）となった。他の情報源から、ARC は人口中の HIV の感染割合を 10 万人中 40 人であると仮定した。それまでの研究で、EIA 法の感度と特異度はそれぞれ 0.982 と 0.99 であることが判明している。

> 質問 1：上記で与えられた情報を元に、HIV 感染と EIA 検査結果との関係に関する下記の表 5-3 の空欄を満たしなさい。

◆表 5-3　EIA 法の検査性能に関する 2 かけ 2 表

HIV の感染の有無	HIV ＋	HIV －	計
EIA 陽性	□パック（陽性）	□パック（偽陽性）	74,955 パック
EIA 陰性	□パック（偽陰性）	□パック（真陰性）	7,140,045 パック
計	□パック	□パック	7,215,000 パック

> 質問 2：もし ARC が輸血のためにどの血液パックを使用するか決定するためだけにこの EIA の検査結果を導入したとすれば、何パックの感染した血液が血液供給ルートに混入するであろうか？

以下に 3 つ続くいわば「臨床疫学の応用」の項を読み飛ばして、122 頁の「分子疫学・遺伝疫学」に飛んでいただいても構わない。その理由は、疫学を一市民が理解する場合これらの知識は当面必要とはならないと思われるからである。しかし経済学などの分野との学際領域に属する範囲なので、教養として知っておくことは悪くないと思う。

医学判断学―臨床疫学の応用

　実は臨床医学を分解すると診断から治療への流れは、いくつかの判断過程に分けることができる。ゲームの理論の本に次のような図 5-2 が出てくる。これはゲームの際の決断とその結果に関する図であり、決断樹（decision tree）と呼ばれる。臨床疫学（医学判断学）の決断樹も、基本的にはこのような樹状図と同じ構造を持っている。この図では、B 国の決断は A 国の決断と価値が同じ位であるかのように描かれているが、A 国の側から見ると B 国の出方は A 国の思いのままにはならない。従って臨床疫学ではこの点を考慮して、自分の意志を働かせることができる決断と自分の意志を働かせることができない偶然とを区別して、もう少し複雑な決断樹を作成する。また、図 5-3 に例題 5-1 で用いたヘリコバクター・ピロリの除菌治療の例に関する決断樹を示す。

◆図 5-2　ゲームの理論における「ゲームの木」、「樹状図」（逢沢明『ゲーム理論トレーニング』かんき出版より）

　A 国は、B 国の端にある孤島を侵略したいとねらっています。A 国が考えた結果、侵略のもたらす利益や損失は、図のとおりになりました。

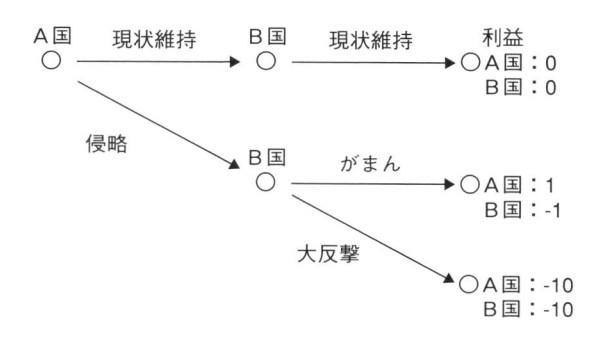

```
A国 ──現状維持──→ B国 ──現状維持──→ 利益
 ○                  ○                  ○A国：0
                                         B国：0
  │
  侵略
  │
  ↓
                     B国 ──がまん──→ ○A国：1
                     ○                  B国：-1
                      │
                      大反撃
                      │
                      ↓
                                       ○A国：-10
                                         B国：-10
```

◆図5-3　単純な消化不良の患者がヘリコバクター・ピロリ陽性である時の判断の位置づけ
(■で示した部分で決断（選択）が必要である部分)

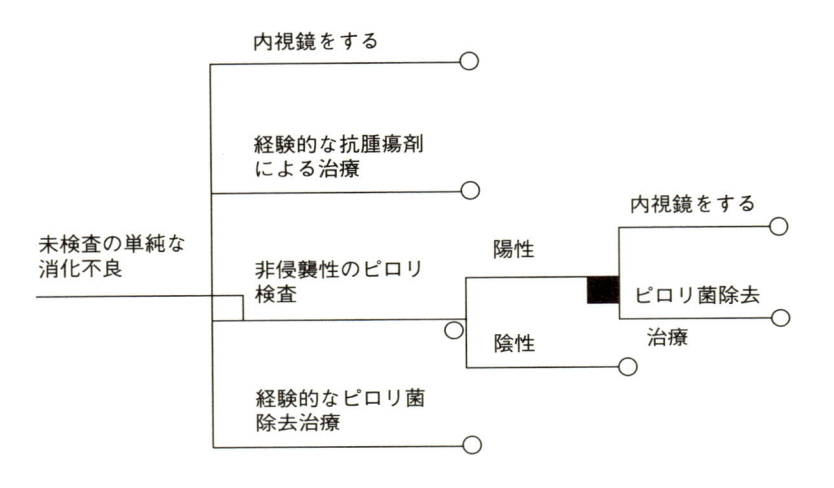

```
未検査の単純な          内視鏡をする                    ○
消化不良
                      経験的な抗腫瘍剤               ○
                      による治療
                                          陽性       内視鏡をする    ○
                      非侵襲性のピロリ          ■ ピロリ菌除去
                      検査                    陰性   治療          ○
                      経験的なピロリ菌                              ○
                      除去治療                                      ○
```

注）「非侵襲性」とは体を傷つけない検査のこと

　上記の図5-3では、単純な消化不良（dyspepsia）の患者の診断・治療がどのように進んでいくかを示してある。基本的には図5-2と構造が同じである。単純な消化不良の患者の場合、内視鏡（胃カメラ）をすぐに行う、とりあえず抗潰瘍剤を処方する、ヘリコバクター・ピロリ性消化不良かどうかをまず検査する、ヘリコバクター・ピロリ性消化不良の患者である可能性が高いのでいきなりピロリ菌の除去治療をおこなう、という4つの選択肢がある。このうちで非侵襲的なヘリコバクター・ピロリの検査は患者への肉体的負担が少なく比較的簡単にできるので、とりあえずこの検査をやってみる。そうすると当然、陽性か陰性の結果が出てくる。陽性の場合は、ヘリコバクター・ピロリ性の消化不良として内視鏡をするか、ピロリ菌の除去治療を行うかの選択を迫られることになる。この時の選択が図5-3では■で示してある。決断分析では通常、□で示すものは「選択（決断）」を伴う枝分かれであり、○で示すものは「選択（決

第5章　疫学の広がり

◆図 5-4　ヘリコバクター・ピロリ陽性の場合の、ヘリコバクター・ピロリ性の消化不良として内視鏡をするか、ピロリ菌の除去治療を行うかの選択後に生じうること

　DU：十二指腸潰瘍　　Gastric Cancer：胃がん
　GU：胃潰瘍　Esophagitis：食道炎
　NUD：潰瘍ではない消化不良

決定樹　合併症のあるそれぞれの枝は一度しか示していない。

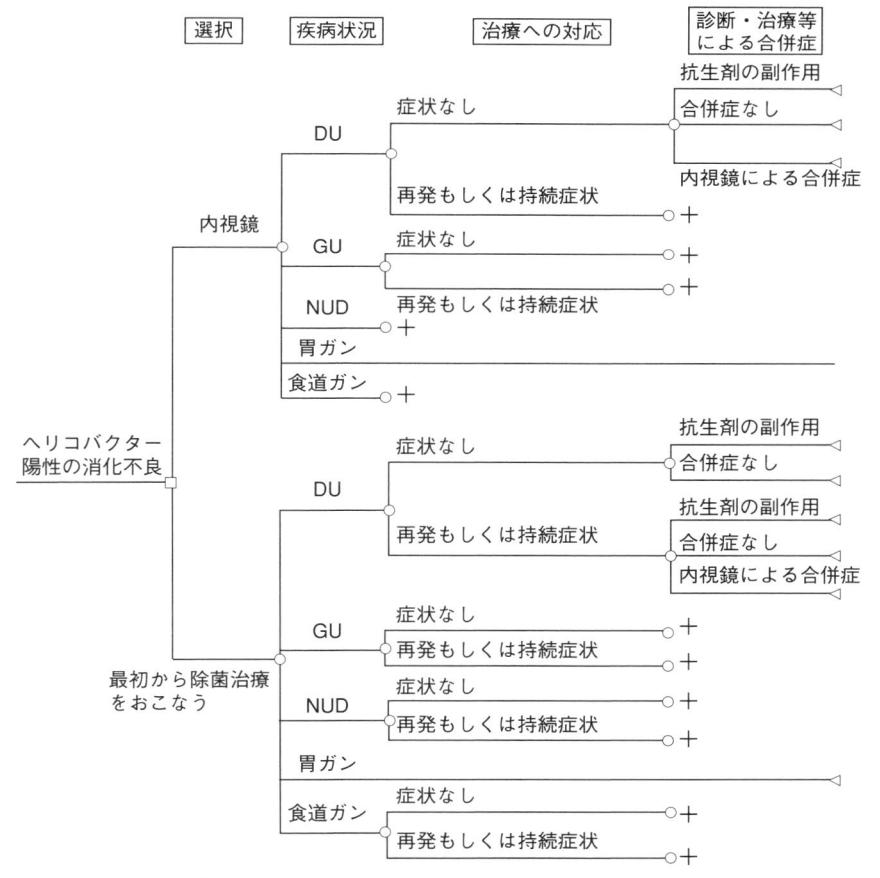

```
                  [選択]   [疾病状況]   [治療への対応]   [診断・治療等
                                                          による合併症]
                                                      抗生剤の副作用
                                     症状なし          合併症なし
                            DU ○ ──────────────○
                                     再発もしくは持続症状  内視鏡による合併症
                    内視鏡                         ○ +
                            GU ○ 症状なし         ○ +
                                 再発もしくは持続症状 ○ +
                            NUD
                                 +
                            胃ガン
                            食道ガン + 

ヘリコバクター
陽性の消化不良 □                              抗生剤の副作用
                                     症状なし   合併症なし
                            DU                 抗生剤の副作用
                                     再発もしくは持続症状  合併症なし
                                                          内視鏡による合併症
                   最初から除菌治療
                   をおこなう   GU ○ 症状なし          ○ +
                                    再発もしくは持続症状 ○ +
                               NUD  症状なし          ○ +
                                    再発もしくは持続症状 ○ +
                               胃ガン
                               食道ガン 症状なし       ○ +
                                       再発もしくは持続症状 ○ +
```

DU＝十二指腸潰瘍、GU＝胃潰瘍、H.pylori＝ヘリコバクターピロリ、NUD＝非潰瘍性消化不良
＋印はとなりの枝と同じような枝があるということ。

断)」を伴わない枝分かれである。選択（決断）を伴わないとは、何かの検査や治療を行った結果が確率的に分かれてしまい、医療提供者の選択の余地がないということである。

　問題はこの決断の先の話である。この決断の先の行方は実に多岐に渡る。それを示したのが図5-4である。これだけでも全ての帰結を示していない。＋マークがついているところはその上に書かれた帰結と同じ枝分かれがあることを示している。内視鏡を選んでも、結局ピロリ菌の除去をすることがあることも分かる。これらの選択肢とその帰結を定めていき、それぞれの起こる確率を文献等から与えていくのが決断分析である。

　決断分析を行う理由は、直接的には後に示すような費用効果分析等に発展させて決断の効果について定量的に判断する準備をするためだが、私自身は別の理由を強調するようにしている。それは、このような図があると患者や他の医師、医療スタッフへの説明がしやすくなり、また医師が自分自身ための頭の整理にもなるという理由である。自分が今行おうとする決断はどのような結果に繋がりうるのか、ということを自分なりに考えるにしても論文から得るにしても、この決断分析による決断樹は非常に整理の役に立つ。患者への説明もこのような図を使うと簡便になる。

メタ分析－臨床疫学の応用

－蓄積された臨床疫学による成果はどの結果を利用したら良いか分からない時のために

　同じテーマについてたくさんの研究がなされると、それぞれの研究における分析結果に若干のバラツキが生じてくる。何についてのバラツキが生じてくるかというと、推定したい疫学的指標の値、すなわちオッズ比等の相対危険度にバラツキが生じてくるのである。例えば、受動喫煙と肺がんの関連に関する研究を見てみよう。受動喫煙と肺がんとの関

連とは、例えば喫煙をしない妻が夫の喫煙によって肺がんになりやすくなってしまうかどうかを示すような研究群のことである。夫が吸う喫煙本数、家の構造など様々な要因で研究結果にバラツキが生じてくる。そのバラツキをまとめるために、まず質の劣る研究を排除し、次に夫の喫煙本数毎にデータを分類したりして、さらに各研究結果を特別な方法で平均するなどの分析を行い、「分析対象とした研究群から1つの代表的な疫学的指標を取り出すとしたらこの値である」という値を推定するのである。これがメタ分析である。

このように元々バラツキのある推定値を何とか（無理やりにも）1つに統合して代表的推定値を出すことには、当初批判的な意見もあった。しかし、その元になる研究の出典や分析過程を明らかにしておけば誰にでも同じ研究ができることになるし、分析対象（文献、論文）の選択や分析過程に対する批判を具体的に行うことができる。そしてどのような対象選択や分析過程が一番妥当なのかについては、誰にでも議論が可能である。しかしながら、そもそもメタ分析自体を批判したところでそれに代わる方法論はなく、メタ分析以前の方法論に逆戻りしてしまうだけであると反論されてしまうと沈黙するしか仕方がない。

メタ分析以前の方法論とは、学会の「権威」による叙述的総説論文のことである。自然科学は、その中身や過程をガラス張りにして、ある程度の知識を持つ者同士がデータを元に対等な議論をしあうところが一つの魅力なのである。そういうところから疫学もメタ分析も開発されてきたのであるから、それ以前の方法論に逆戻りする選択をする人はいないのである。

また、1つの統合推定値を出すことに抵抗があるのであれば、それをそのまま図や表にして示すと読者には親切である。そこからどのように処理したり解釈したりするかは読者に任せることになる。もちろんメタ分析を試みた研究者自身の考えも書かれていることが望ましい。

図5-4のような決断樹にそれぞれの帰結が生じる確率を与えるのも、メタ分析の役割である。いくつかの研究において異なった確率が示されてしまった場合には、メタ分析の手法で確率を計算するのである。

疫学的方法論全般に言えることであるが、メタ分析においても、最終的な結果が重視されるという点は押さえておかなければならない。例えば高脂血症の治療薬の効果を調べる研究においては、血液中のコレステロールや脂肪酸が下がったという検査結果より、その薬を投与することによって心筋梗塞などの高コレステロール血症や高脂血症から引き起こされる病気の発生率や死亡率が下がったという結果の方を重視するのである。なぜならそのような薬を飲むのは検査値を改善するためではなく、検査値が示唆する病気の多発を防ぐためだからだ。これは、疫学研究が元々ヒトにおける検証を主な目的としてきた点と同じような意味あいがある。また動物実験で効果があっても、ヒトで効かなければ意味がないのである。このことを忘れているような研究発表を、時々見かけることがたまにある。

費用便益分析－臨床疫学の応用

　人の命はお金には代えられない。しかし、現実的には医療の価値を何かと比較して換算しないと、医学がどんどん非効率になってくる可能性がある。また採算性を無視して例えば「一人の命は地球より重い」と開き直るのも、何だかちょっと恥ずかしい。そこでやはりお金に換算することになる。お金を人生の価値の指標にするのは抵抗がある。しかし一方で、多くの人が不満を感じながらもとりあえず納得するのが、この方法である。このような方法は経済学と医学との間の領域でも発達しているのである。この基礎となるのも疫学である。経済学では古くから行われていた手法であり、この手法にミクロ経済分析の基礎知識を併せると、「医療経済学」という分野に入ってくる。

　例としては、生存分析のところで示したヘリコバクター・ピロリの除去と従来の胃潰瘍治療との比較に関する研究が挙げられる。研究結果はイギリスの研究（British Medical Journal誌）ではポンド、アメリカの研究（Annals of Internal Medicine誌）ではドルに換算されて示されている。まず、内視鏡を選択した患者1人当たりのコストは1276ドルであり、

まずピロリ菌の除去を選択した時のコスト820ドルに比べ456ドルも高かった。この結果はさまざまな他要因を考慮した場合も安定していた。従ってまずピロリ菌の除去を選択すべきであるという判断を下すことができる。1回あたりの内視鏡コストがピロリ菌の除去よりも高いことが大きく影響している。

「医療経済学」という単語を耳にすると相当のインテリと思われる方からも「医者が金儲けをするための学問か？」などと突っかかられることがある。経済学を勉強されている方ならこれがナンセンスな問いであることはご理解いただけると思う。我が国の医療供給体制は国民の負担によってまかなわれているのはご存じの通りであるが、その国民医療費を非効率に運用していてはどんどん医療費総額が上がるばかりである。できるだけ少ない負担で最大の効果をあげることが出来れば、それに越したことはないと誰しもが思っている。とりわけ我が国の国民医療費は、国民総生産が持続的成長を失って以降非常に逼迫している。現状のまま放置していると、非常に平等である我が国の医療への受診体制が保てなくなるのではないかと危ぶまれている。これまでは医療経済学など必要なかったかもしれないが、これからは多くの関係者が頭をひねって新しいシステムを考えていく必要がある。それを可能にするために、医療経済学を専攻する医学部出身者があまりにも少なすぎる現状を改めるべきであろう。医療経済学の興味深さをアピールすると共に、医療経済学が医療において如何に重要な部分を占めているかについても世間に知ってもらう必要がある。医療経済学を戦略の言葉で表現すれば、補給をおこなう兵站線に相当するのである。

さて、分析の話に戻ろう。値段の設定に迷うこともあるだろうが、値段に幅があったり価値がインフレやデフレなどで変わったりする可能性がある場合のために、それに対応する方法論も用意されている。その方法論では変更された値段を様々に入れ替えてみて、結果がどのように変化するのかを観察するだけでよい。いろいろな値を割り当てて分析してもあまり変化しない場合も多い。現代では、パソコンが普及し、ああで

もないこうでもないと迷っているよりも実際に計算してみる方が早い場合が多い。ヘリコバクター・ピロリ性消化不良の患者の例でも、周辺の値段の値が様々に変化しても結果に大きな差は生じないことが示されている。

分子疫学・遺伝疫学

　さて、この章の最初の方ではアメリカの医学生向けの疫学テキスト『メディカル・エピデミオロジー』（ランゲ・メディカルブック）から次のような引用を示した。「遺伝疫学の分野は、疫学の他の領域で使われるのと同じ研究デザインと分析、そして同じ基本的原理を用いる。遺伝疫学の研究者は研究に3つの基本的なタイプを用いる。すなわち、記述的研究、家族集積性に関する研究、そして特定の遺伝マーカーに関する研究である。それぞれの研究タイプは、一般的に症例対照研究もしくはコホート研究を含んでおり、最も関心の高い『曝露』が遺伝要因であるということにおいて、他のタイプの疫学研究とは異なる」。つまり、遺伝子医学や分子医学の研究といったところで、人に応用する場合には基本構造は疫学研究になる。その基本はやはり症例対照研究とコホート研究なのである。

　「医学の最先端」というと、多くの人たちは遺伝医学、DNA、分子生物学などと思い浮かべるのではないだろうか？　そして「オーダーメイド医療」というような言葉に代表されるような、個々人にぴったり合った決定的な医療方法がやがて見つけられると思われているようである。一見すると、これらの「最先端」の学問は、確率論で論じる疫学とは相容れないと思われるかもしない。しかし現実は異なる。

　まず、疫学理論が発達する以前に行われていた、人体における遺伝影響や環境影響に関する研究について解説してみよう。もし環境要因が人体に及ぼす影響を「純粋に」観察しようと思うのであれば、クローン人間を作って環境曝露を与えたクローンと与えなかったクローンを観察すればよいことになる。なぜなら、クローンというのは遺伝子が全く同じ

であるからである。「同じ遺伝情報を持つもの」として生物学的な側面からクローンと表現すると、実際クローンに関する研究はかなり以前からヨーロッパなどで行われている。クローン人間が作られたかどうかですら分からないのに、そんなことあり得ないと思われるかもしれない。しかし双子研究がそれに当たるのである。双子の中でも一卵性双生児は遺伝子が全く同じということになっている。成り立ちが一つの受精卵から発生しているからである。かつては双子研究が、他の多くの要因による影響を取り除いた唯一の疫学研究方法論であると考えられていた時期があったようである。

双子研究

　世紀の境目の 2000 年 7 月、北欧で長年に渡り行われてきた双子研究にとって一つの集大成とも言える発表がなされた。双子を長年追跡し続け、双子のそれぞれがどのように死亡するかについて検証した研究である。とりわけこの研究はがんに注目して検証したものであった。以下はニューイングランド医学雑誌の日本向けの抄訳からの引用である（東京大学医学部・北村聖助教授訳）。

文　献：Lichitenstein P, Holm NV, Verkasalo PK, Ilidou A, Kaprio J, Kosekenvuo M, Pukkala E, Skytthe A, and Hemminki K: Environmental and heritable factors in the causation of cancer. Analyses of cohort of twins from Sweden, Denmark, and Finland. NEJM 2000: 343: 78-85.
（癌の原因としての環境因子と遺伝性因子－スウェーデン、デンマーク、およびフィンランドの双生児コホートの解析－）

● 背景　散発性に発生する癌の原因に対する遺伝因子の寄与は明らかになっていない。このような悪性腫瘍の発生に対する遺伝子の全体的な関与の推定は、双生児を対象とした研究によって可能である。
● 方法　癌患者の双生児における 28 の解剖学的部位に発生する癌のリスクを評価することを目的として、スウェーデン、デンマーク、およびフィンランドの双生児登録にリストされていた 44,788 組の双生児のデータを併合した。そして、統計モデルを構築するという方法を用いて、これらの 11 の

解剖学的部位に発生する癌の原因としての遺伝性因子と環境因子の相対的重要性を推定した。
- 結果　9,512 組の双生児のうち 10,803 例に、少なくとも 1 種類の癌が発生した。胃癌、結腸直腸癌、肺癌、乳癌、および前立腺癌に関して、患者の双生児のあいだでリスクの上昇が認められた。統計学的に有意な遺伝性因子の影響は、前立腺癌（リスクの 42％は遺伝性因子で説明できると考えられる；95％信頼区間、29 ～ 50％）、結腸直腸癌（35％；95％信頼区間、10 ～ 48％）、および乳癌（27％；95％信頼区間、4 ～ 41％）で観察された。
- 結論　遺伝学的要因は，ほとんどの種類の悪性新生物に対する感受性にわずかに寄与しているにすぎない。ここで得られた結果は、散発性の癌の発生には環境が重要な役割を担っているということを示している。いくつかの部位に発生する癌（前立腺癌や結腸直腸癌など）において認められた遺伝率の比較的大きな影響は、今日までに得られている癌の遺伝学の知識に大きな溝があることを示唆している。

　これまでのデータと比べてみよう。ここで示されている前立腺がん 42％、結腸直腸がん 35％、乳がん 27％ という数字をこれまで示してきた相対危険度で表すと、前立腺がん 1.72、結腸直腸がん 1.54、乳がん 1.37 である。遺伝子のがんに対する影響が意外に小さいことが分かるであろう。よって、遺伝子によるがんへの影響を多額の資金をかけて研究したところで、たかだかこの程度のがんの予防しか期待できないことになる。

　この双子研究を筆頭論文として掲載したニューイングランド医学雑誌の編集者は、分子遺伝学の発達ががんの遺伝的メカニズムを明らかにしたことにより、環境要因によるがんの影響というものの影があまりにも薄いものになり過ぎた、と述べている。

　遺伝子因子と環境因子の問題については、後に因果推論のところで簡単に整理して考察し直すことにする。また、双子研究の利点は裏がえせば交絡要因の問題とも言えるが、これについても後に説明する疫学理論における交絡バイアスのところで説明する。

　遺伝子の病気への影響がどの程度のものであるかということはさておいて、医学における遺伝子研究というのは結局、遺伝子と病気の体への表現との因果関係、遺伝子と治療に対する反応との因果関係の問題なの

である。経験による検証という自然科学の基本を踏まえる限り、結局はこれらの学問でも疫学的方法論を踏まえておかなくてはならない。

遺伝医学と疫学

　第二次世界大戦後の1950年頃から、医学医療の世界では2つの科学革命が進行した。「科学革命」という言葉は、その後1960年代に「パラダイム」という言葉を生み出した科学哲学者トーマス・クーンの著作『科学革命の構造』を意識して用いている。太陽が動いていると考えた「天動説」から地球が動いていると考えた「地動説」に転換されたように、また物が燃えることに関して物質から「燃素」が出ていると考えた理論から「酸素」が物質の成分に結合して物質が分かれていくとした理論に転換されたように、急に理論を変えることによって現象の説明がうまくできるようになることがある。これまでとほとんど同じ学術用語が使われてはいてもその中身や概念が全く異なってしまうことを、この『科学革命の構造』では「科学革命」として説明している。この著書の内容に関しては科学哲学の世界で賛否両論があったものの、あまりにも鮮やかなその説明に多くの人が「科学哲学」という分野に関心をもつようになった。本が出版された頃は大きな話題となり、今でもしばしば引用されている。何と言ってもクーンが作った「パラダイム」という新語はもうすっかり定着してしまい、現在でもいろいろな場面においていろいろな意味で使われている。

　さて、天動説と地動説のどちらを取るか、あるいは燃素と酸素のどちらを取るかについて、選択を迫られた当時の人々は非常に迷ったであろう。天動説であっても燃素説であっても、実際の現象のほとんどを上手く説明づけることができたからだ。地動説と酸素説とを自明のことだと言いきれるのは、我々が現代に生きているからだ。これから私が説明する2つの科学革命についてもすでに国際的に認められてしまっているので、今や私たちが迷うことがない。ところが、この本のテーマになる2つの革命の一方は、不思議なことに国内ではほとんど知られてこなかっ

た。そのために生じる不都合が様々な場面で見られるようになってきたため、いち早く広めて多くの日本の方々に考えてもらう必要が出てきた。そもそも、医学には科学的因果関係を考えるための総合的な理論や科学的な考え方などは元からなかったのであるから、この事実を受け止めるのに迷う必要などはなおさらないであろう。とにかく、一度この考え方を知ってもらった上で議論していただきたい。

　さて、２つの革命のうちの一つは分子生物学・遺伝医学である。これは、皆さんもご存じのワトソンらによるデオキシリボ核酸（DNA：遺伝子の本体）の「二重らせん構造」の発見から一気に加速し、「ヒトゲノム」の全解読までに至る分野であった。この科学革命では、人間の遺伝情報はアデニン（A）、シトシン（C）、グアニン（G）、チミン（T）という４種類のDNA塩基のみから構成されるというシンプルな世界を明らかにした。４種類の単純な情報の組み合わせが人や生物を形作っているということである。ちなみに、コンピューターでは０と１という２種類の基本情報から構成される（バイトを単位にすると組み合わせでさらに多種類となる）。DNAについてはわが国でもすでに良く知られているので、ここではあまり詳しくは説明をしない（例えば『DNAの冒険』ヒッポファミリークラブ著などを参照されるとよい）。しかし、A・C・G・Tの４つの記号がほとんど無限に近い組み合わせと繰り返しにより、ヒト細胞の核の一つひとつに情報として積み込まれていることは、概念として持っておいていただきたい（一つの細胞の中に120億個もあると言われている）。このような４つの因子しか持たない記号データに集約されてしまった場合、因果関係を論じるには確率論を取り込んだ疫学的方法論を用いざるを得ないことが容易に推察できる。だから遺伝医学においても分子医学においても、疫学的方法論を用いない限りは詳細な分析が出来ないのである。

　この科学革命は、2000年６月25日、セレーラ社のベンダー博士とクリントン大統領との異例の記者会見における「大部分のヒトゲノム暗号の大まかな解読を終えた」との発表により、１つの区切りを迎えた。コンピューターの急速な発達を利用して、セレーラ社が猛追撃をかけた結果であった。この発表を予見して、遺伝疫学者のビーティー（ジョン

ズ・ホプキンス大学)とクオーリー(米疾病予防管理センター：CDC)はこの発表の直前に公表された論文「遺伝学と疫学の接点」において、「ヒトゲノム・プロジェクトが完結した時に疫学研究者は、コホート研究、症例対照研究、横断研究を用いて何千もの遺伝子座という遺伝学的バラツキについての膨大な情報を有することが可能になるであろう。しかし、この情報をどのように組み入れるか、そしてその結果をどのように解釈するかについての、何らかのガイドラインと優先するべき事がなければならない」と述べている。彼らのこの発言の意味するところを理解するためには、戦後急速に発達した医学におけるもう一つの科学革命について理解する必要がある。

　もう一つの科学革命は、遺伝医学同様に19世紀半ばから1950年までの間にもゆっくりと進行してはいたが、特に1950年代に入ってその第2段階を迎え、その後静かに、かつ急速に進行していった。「静かに」と言いながらも我が国においてのみあまり知られていなかっただけで、1950年代から英米を中心に実に熱い議論が繰り返されてきた。従って、国際的な視点から言うと実は決して「静かな革命の進行」というようなものではなかった。特に1960年代後半からの疫学理論の整備はめざましい。それがこの本のテーマにおいて重要な役割を果たしている「疫学」である。これまで述べてきたように、今日では身近な医学知識が、実は疫学という方法論で検証されてきている。しかしそれを明らかにしてきた先駆者達は、疫学的方法論が学問としての市民権を得ていなかったためにしばしば悲劇的な状況に追い込まれ、自らの業績の成果を見ないまま死んでいったのである。「疫学の歴史」で登場したゼンメルワイスなどはその典型である。ジョン・スノーも画期的なコレラ調査の後すぐに死んでいる。この点では、遺伝子学の創始者とも言えるメンデルも同様である。彼の業績は死後約40年経った20世紀に入ってから評価されたのである。

　先の、双子研究を筆頭論文として掲げたニューイングランド医学雑誌には、「遺伝子学は医学に革命をもたらすのだろうか？」という論文が掲載されている（NEJM2000; 343: 141-144）。ジョンズ・ホプキンス大学

（大学病院がしばしば全米ランキングNo.1の大学）に在籍するこの論文を投稿した研究者は、日常目にする病気（コモン・ディジーズ）の遺伝子型の浸透度（注）が低いこと、遺伝子型に応じたオーダーメイド医療（テイラー・トリートメント：遺伝子を詳しく知ることにより個々人に合わせた医療が可能になるはずであるという考え方）は適用範囲が限られていること、人口集団の大部分において遺伝子からの病気のリスクがそれ程大きくはないことなどから、遺伝子研究に疑問を呈している。そして、今後10年間の医療政策や科学政策を決定する人は一杯食わされたというようなことが起こらないように良い政策を立案すべきであるとし、遺伝因子に注目するあまり、社会構造、生活スタイル、環境因子から目を離しすぎているのではないかと、暗に医学医療の現状に警告を発している。

　このように常に複雑な反応を引き起こしている遺伝子研究というものの中身については、我が国においてあまり紹介されていないのが現状である。新しい科学技術がどのような具体的内容を持ち、どのような批判がなされているのかについて、社会はそれなりに理解をしておく必要があると思われる。なぜならば、そのような研究が行われる際にかかる莫大なコストは、社会全体で負担しなければならないからである。

　遺伝配列を明らかにした後で遺伝子を研究するとはどういうことか？

　ヒトの遺伝子を直接操作することは禁じられているので、今後の遺伝子研究は、遺伝子から生産されるタンパク質を調べてそれに介入することを目的にした研究を行なったり、遺伝子と環境との相互作用の部分に介入するための研究をしたりということに限られてくる。これからは「遺伝子研究」というあまりにも漠然とした見方から、目的を明確に具体化してデータで検証するという疫学分析本来の形に沿って研究を絞り込む作業がますます必要になってくるのではないかと思われる。

　さて、この本は「医学ニュースが分かるようになる」ことを主な目的にしている。このようにヒトにおける遺伝子研究の話をしていると、例えコンピューターの実務能力が驚異的に発達しても、その研究の実用化が私たちの生活レベルで実現するのは相当先のことであるということは誰にでも想像できるのではないだろうか。遺伝子研究のニュースで「……

第 5 章　疫学の広がり

の可能性が開けるだろう」とか「……のメカニズム究明につながるだろう」というようなコメントがついている場合には、一見最先端の研究に思えても、私たちの生活と関係するようになるのは遙か先であると考えた方が良いのである。もしかすると、その研究者が引退した後誰もやる人がいなくなり、いつの間にか消えてしまう場合もあるのかもしれない。「具体的に何の役に立つのだろうか」と、医学ニュースを見た時に一歩下がって自分なりに考え、冷静に判断することも重要である。与えられた情報を論理的に解釈するのに、医学関係者であるとかないとかということはあまり関係はない。

注：浸透度（penetrance）：遺伝子というのは確実に遺伝して、遺伝した遺伝病の遺伝子はその病気を必ず発症するというふうにしばしば思われがちである。しかし実際には、遺伝病がそのように100％確実に理論上予告された通りに遺伝するということはほとんどない。発病するはずの人々の多くが発病しないのである。ある遺伝病の遺伝子型を持っている人々が理論通り発病する割合を、浸透度とか浸透率という。浸透度が低ければ低いほど、実際には病気は発症しない。現実にこのような状況があることも、疫学的方法論を遺伝子研究に用いざるを得ない理由の一つである。なお、メンデルの法則を基礎とした遺伝子学の理論に関する本は多数出版されているので、DNAの本などと共に参考にしていただければ理解が深まると思われる。

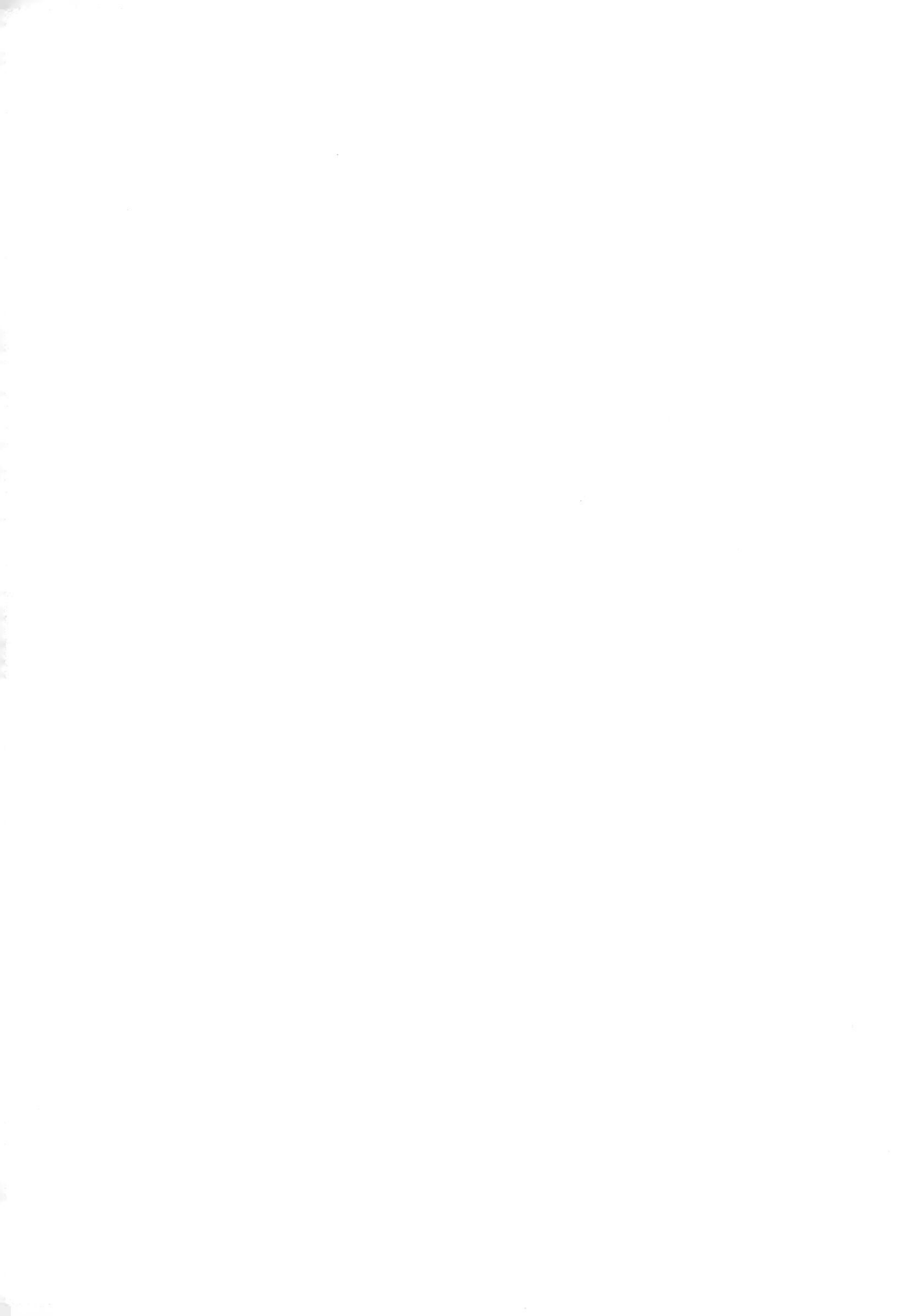

第6章

疫学の基本的な考え方（理論）

実例はもう良いからそろそろ疫学の基本を教えてくれよ、という読者も多いのではないだろうか。この本は普通の疫学の本とは逆転した構造を取っている。普通の疫学の本ではイントロダクションの後に因果推論や疫学理論の話題があり、そして様々な応用や実例の話題に入るからである。この本の目的は、医学ニュースの多くが疫学的方法論に基づいた研究により発信されていることを知ってもらうためなので、疫学が日常生活とどのように密接に関わっているかについて読者に理解していただくことをとりあえずの目的とした。従ってとりあえずこの章の前までで一応の目標には達したことになる。疫学理論の理解を深めていただくのが本書の目的ではない。従って、もう一つ理解したような気分になれなかった方でもお気になさらずに。

　例えば、高校で習った物理学も最初はピンとこなかった人がほとんどだったのではないだろうか。疫学も真剣に学べば物理法則に匹敵するほど奥が深いものである。従って、最初からピンと来る人はいない。一方、物理法則も疫学理論もどちらも生活に身近な存在なので、私たちにとって当たり前のことを記述しているにすぎない。従って、誰しも分かったような気分になることは可能である。ただ物理法則と疫学理論の違いは、物理は高校にでもたくさん教官がいるのに、疫学は大学でもほとんど教官がいないという点である。

　従って、ここから以降においては第8章「動物実験・疫学・基礎医学・社会」と第11章「まとめに代えて——疫学かんたん情報」を除いては、飛ばし読みや流し読みをしていただいて構わない。とりわけこの第6章の疫学理論と第7章の因果推論は理屈っぽいので、読むのがしんどくなった方は飛ばしていただいても良い。もちろん、興味のある方はどうぞお読みいただきたい。疫学は、HOW TO に徹しようと思えば徹することができる方法論である。そんなのは邪道だと言う人もいると思うが（私も少しそう思うことがある）、批判精神さえ忘れなければ、疫学が専門外の人や医学関係者以外の人にとっては HOW TO に徹することも一つの疫学の利用法だと思っている。それなりの医学情報が自分である程度利用できればよいというのがこの本の目的の一つでもある。

第6章　疫学の基本的な考え方（理論）

「ではなぜ、この第6章と第7章を書くのか」というと、疫学研究結果を納得するためにはこのような部分も読んでおく方がずっと良いし、疫学結果を基に他人を説得する際にも役に立つからだ。そして、通常の疫学テキストには第6章の疫学理論の所が最も丁寧に書かれている。

病気に「なった」と病気の「状態である」ということの区別

　これまでに挙げたほとんどの例では、病気に関して「新規に発生する（病気なる）」という例で説明してきた。しかし実際にはこのような「病気になる」人たちばかりではない。すでに病気になっていて、病気の状態に止まったままの人たちもいるのである。この「病気の状態である」（有病状態）ということと、これまで用いてきた「新しく病気になる」（罹患事象、発生事象）ということとは区別しなければならない。前者を「静態」、後者を「動態」と呼ぶこともある。どちらも病気に関する定量的な指標である。これまでに示してきた発生率やリスクは、「新しく病気になる」（罹患事象）という方の病気の量の表し方である。そして「病気の状態である」（有病状態）という方の病気の量は、有病割合で表すことができる。

　細かいことを言うと、サリドマイド事件のような奇形児の誕生は実は「病気になる」のではなく、出産時点で奇形、すなわち「病気の状態である」ということなのである。奇形の発生は妊娠期間中に起こっている。しかし、私たちはそのことをほとんど知ることができない。腹部エコー（冷たいゼリーみたいな液をつけてお腹をくちゅくちゅ押しながらモニター画像で調べる検査）が発達した現代では、個々人が受診して検査を受ければ胎児の状態をかなり詳しく知ることができる。個別患者に関してはかなり分かるが、疫学調査のように複数からデータを収集する際にはほぼ不可能である。ましてや四肢の奇形のように妊娠前期に生じる奇形についてはまだ胎児が小さすぎて、腹部エコーでも知ることはできない。従って私たちが知ることができるのは、「病気の状態である」という出生時点での情報だけである。奇形が原因で胎児が死亡したとしても、流産・

死産という事象としてしか把握できない。もっと小さいうちに死亡した胎児については、流産・死産としてすら認識されないかもしれない。

　発生率と有病割合との関係は、観察集団の中で有病割合が変化しない場合、次のような関係として成り立つ。

　　{有病割合／（1－有病割合）}＝平均有病期間×発生率　　（式6-1）

　この式 6-1 を利用すると、同じような条件下で次のような関係も成り立つ。

曝露群と非曝露群の有病割合のオッズ比＝曝露群と非曝露群の罹患率比（式6-2）

「曝露群と非曝露群の有病割合のオッズ比」とは、次のような有病割合に関する 2 かけ 2 表を作成し、その数値から計算することができる。

◆表6-1　有病割合に関する 2 かけ 2 表

	曝露あり	曝露なし	合計
病気の状態である	a 人	b 人	a＋b 人
病気の状態でない	c 人	d 人	c＋d 人
合計	a＋c 人	b＋d 人	a＋b＋c＋d 人

　有病割合オッズ比＝（a×d）÷（b×c）

（式 6-2 より、有病割合のオッズ比は曝露群と非曝露群の罹患率比を推定していることになる）

　すでにお気づきかもしれないが、有病割合のオッズ比は、一見すると症例対照研究におけるオッズ比と全く同じである。しかしそこに至る考え方が異なっていることにご注意いただきたい。考え方が異なっていても計算方法は同じなので、2 かけ 2 表を見たらとりあえずオッズ比を計算しても間違うことは少ないだろう。オッズ比は非常に便利な指標なのである。

第6章　疫学の基本的な考え方（理論）

　表6-1は、ある一時点での曝露群と非曝露群との有病割合を表している。今回は曝露群と非曝露群の合計の有病割合はそれなりの意味を持っている。従って表6-1の合計は、縦の合計にも横の合計にも意味がある。しかし、病気の状態でない人が圧倒的に多い場合には、病気の状態でない人々からサンプリングをして「曝露あり」と「曝露なし」に振り分けなければならない。こうなると、表6-1の一番下の段の合計には意味がなくなる。

誤差とチャンス―偶然の変動と「信頼区間」を分かったつもりになろう

　誤差と言うからには、どのような測定値に誤差が生じるのかということを明らかにしておく必要があろう。疫学の場合、「影響の指標」の測定に誤差が入る。影響の指標とは、オッズ比や死亡率比、発生率比、リスク比などの相対危険度の指標、つまり「何倍」という数字の測定に誤差が生じることを言うのである。相対指標ではない場合は、曝露群の発生率から非曝露群の発生率を引くという寄与指標（差違指標）の誤差のことと捉えても構わない。論文ではそのような誤差の評価も併せて示すのが普通である。

　誤差は大きく分けて2つに分類することが出来る。偶然の変動（チャンス）とバイアスである。この関係を説明するのに図6-1のような的を射る図がしばしば用いられる。チャンスでは、複数回の測定で生じたバラツキを平均するとだいたい的の中心にばらついていることが分かる。ところが平均しても的の中心から離れてしまう場合がある。この平均値と的の中心とのズレをバイアスというのである。バイアスのことをチャンス（random error）と対比して、系統的な誤差（systematic error）と呼ぶこともある。ここではチャンスと信頼区間について説明しよう。
　これまでにもしばしば登場した95%信頼区間というのは、このチャンスを評価したものである。95%信頼区間を計算するのは簡単である。

◆図6-1　的の図

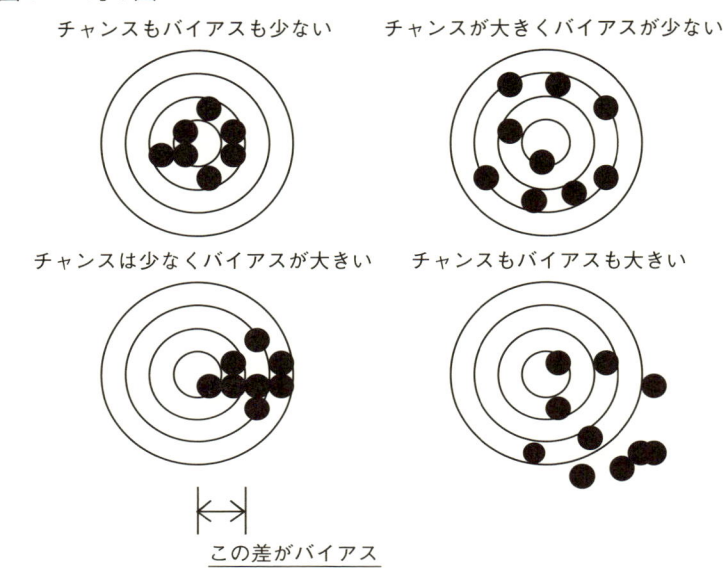

チャンスもバイアスも少ない　　チャンスが大きくバイアスが少ない

チャンスは少なくバイアスが大きい　チャンスもバイアスも大きい

この差がバイアス

統計パッケージに値を入れるだけで出てくるからである。95%信頼区間とチャンスの説明についてはこれだけで十分であるが、それではあじけないのでオッズ比の95%信頼区間について、もう少し詳しい説明をしてみよう。

　図6-2は、高校までの数学で何回か出てくる正規分布の図である。またの名をガウス分布という。正規分布の形は平均値と標準偏差から決定されてくる。平均を中心に左右対称になる数値をとる事象は、数多く発生するとだいたい正規分布を形作るので、正規分布は様々な分布の代わりに用いられることが多い。ここでも同じことをしてみよう。ただし、オッズ比はマイナス無限大からプラス無限大にあるのではなく、ゼロからプラス無限大の値の範囲内にあるので、そのことに適合した変換が必要である。正規分布をeの指数に変換してみよう。

　eというのは数学者オイラー（Euler）の頭文字を取った無理数で、円

◆図6-2　正規分布の図

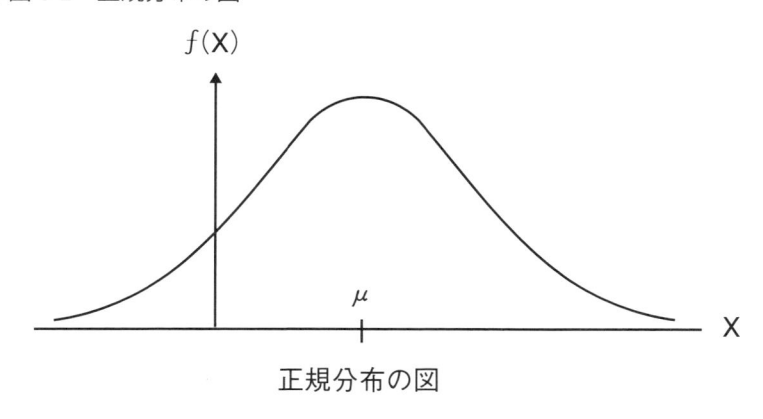

正規分布の図

出典『統計学入門』東京大学教養部統計学教室編、東京大学出版会

周率πと同じように、2.71828182845904523536028747135266624977572・・・と続いていく数である。理科系の大学に入った方はこの数字の意味がもう少し分かっておられるはずだから、ご自分で復習してみよう（例えば、講談社ブルーバックス；堀場芳数『対数 e の不思議』などが参考になる）。それ以外の人は、2.72 ぐらいの数として解釈いただくだけでよい。

　このような変換をおこなうと、正規分布は対数正規分布と呼ばれる、軸が左にずれたようなゼロからプラス無限大の範囲を取る分布に変換できる。オッズ比がこのままこの分布を取ると仮定すればよいのである。従って、オッズ比をこの変換の逆の変換、すなわち e を底として対数に変換すると、対数オッズ比は正規分布を仮定して考えることが出来るようになる。$\log_e(OR)$ が正規分布を形作ると考えれば良いのである。なお OR はオッズ比のことである。

　ここからは正規分布の世界の話をして、次に対数正規分布の世界に転換するということにしよう。正規分布の図をもう一度眺めていただきたい。この正規分布を平均値 0 、標準偏差 1 の分布に転換したものを標

◆図 6-3　対数正規分布の図

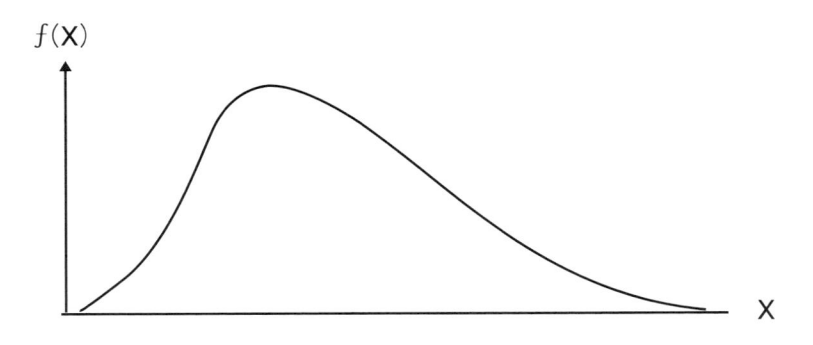

対数正規分布の確率密度関数
所得分布として有名な対数正規分布は、モード、メディアン、平均などが表現しやすく、実感としてもわかりやすい。

出典『統計学入門』東京大学教養部統計学教室編、東京大学出版会

準正規分布と呼ぶ。

「標準正規分布がX軸と形作る面積のうち、0を中心として95%の面積を占めるようにするためには、0からどれくらい離れたところにX軸と垂直になる縦線を引けば良いか？」という問いに対しては、多くの人が±約1.96という答えを返してくるだろう。従って、$\log_e(OR)$が正規分布を形作ると考えれば、$\log_e(OR)$の95%信頼区間は次のように表すことが出来る。

　　$\log_e(OR) \pm 1.96$ {$\log_e(OR)$の分散の平方根}　　　　（式6-3）

上記の式をeの指数として表現すれば、オッズ比の95%信頼区間の出来上がりである。すなわち、eの指数を取るということをexp[　　]と表現すると、
オッズ比の95%信頼区間の下限はexp[$\log_e(OR) - 1.96$ {$\log_e(OR)$の分散の平方根}]、
オッズ比の95%信頼区間の上限はexp[$\log_e(OR) + 1.96$ {$\log_e(OR)$の分散の平方根}]、

◆図6-4 標準正規分布の図

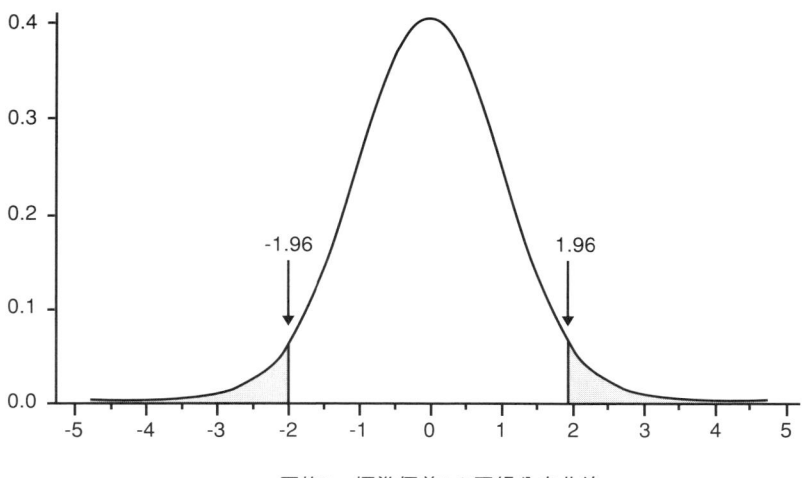

平均0、標準偏差1の正規分布曲線
（グレー部の面積の合計が0.05）

出典：浜島信之『多変量解析による臨床研究、第3版』名古屋大学出版会

となる。もし90%信頼区間を計算したいのならば、1.96を1.64に変更すれば良いだけである。もちろん、この他のどのような信頼区間を取る場合でも1.96の部分を変更するだけである。ちなみに、オッズ比そのもの（これを点推定値と呼ぶ）は0%信頼区間である。

オマケ6-1：$\log_e(OR)$ の分散

オッズ比は2かけ2表の代数を使うと、$(a \times d) \div (b \times c)$ である。従って、$\log_e(OR)$ は $\log_e(ad/bc)$ となる。$\log_e(OR)$ の分散は次のように近似推定される。

$\log_e(OR)$ の分散＝ $(1/a) + (1/b) + (1/c) + (1/d)$　（式6-4）

これは一般化超幾何分布とテイラー展開から求められるので、数学が大好きな方におすすめしよう。

> 演習問題6-1：これまでの2かけ2表のデータのうち、どれか一つを選択し、オッズ比の信頼区間を計算してみよう。ただし無限大のオッズ比を示しているものは避けよう。

バイアス

　我が国の一部の疫学者はバイアス・バイアスと騒ぎ立て、それがいかにも疫学研究結果を損なうかのように脅しをかけ、結局、初心者が疫学調査を行うことを尻込みさせている。しかし私は、疫学においてバイアスなど大した問題ではないと考えている。バイアスの知識を一応簡単に身につけておいて、とりあえず研究計画を立て、調査を行ってデータを集め、分析をしてみるべきだと思っている。そして、様々な批判を堂々と浴びれば良いのである。もちろん、中には食中毒事件の疫学のような一発勝負で取り返しのきかない疫学調査もあるが、普通の人や初学者がそのような調査に最初から関われるものではない。とりあえず研究をやってみたという自信と、批判を受けて立ったという自信をつけることが大事だと思っている。研究計画を立てたり似たような研究がないかを調べたりしているうちに、だいたいの人はバイアスの問題をクリアできていると思った方が良いような気がしている。疫学調査をするには十分な準備が必要であるかもしれないが、おこなう前から恐れる必要はないのだ。

　しかし一応のバイアスの説明をするために、バイアスの方向性の話から始める。情報バイアスのところでも整理するが、相対危険度の測定でバイアスという誤差が入る場合に、以下の3つの方向にバイアスする。

1. 相対危険度に無限大の方向の誤差をもたらすバイアス
2. 相対危険度に0の方向の誤差をもたらすバイアス
3. 相対危険度に1の方向の誤差をもたらすバイアス

バイアスの方向性について押さえておくと、たとえそのようなバイアスが入ったとしても、バイアスが入らなかった時の誤差のない相対危険度が実際に得られている相対危険度より大きい値なのか小さい値なのかを論理的に予想することができる。このことを理解しておくと、バイアスが入っていると思われる調査結果であっても利用できる場合が増えてくるのである。

次にバイアスの分類について説明する。疫学者の一部には様々なバイアスが起こる状況を一つひとつ命名し、それをたくさん並べ挙げることが趣味のような人もいるが、それでは頭が混乱するだけである。通常はバイアスを3種類に分類する。交絡バイアス、選択バイアス、情報バイアスである。

交絡バイアス

疫学を勉強したことのない人が気づくバイアスの種類は交絡バイアスぐらいに限られる。しかし、そのような人が気づく交絡バイアスと疫学をそれなりに勉強した人が実際に考えている交絡バイアスとは、かなり異なっている。

疫学を勉強したことがない人の指摘はだいたい次のようなものである。例えば、断熱材でよく知られ肺がんを起こす物質としても有名なアスベストと肺がんの因果関係の問題になった時に、このように言う。「肺がんは多くの要因で生じ得る病気である。従って、アスベストを扱っていて肺がんになったからと言っても、アスベストによって肺がんになったとは言い切れない。肺がんを引き起こす他の要因としては年齢や喫煙などが考えられる。またその他の未知の要因もあるかもしれない。従って本当の原因は分からない」。この程度の言い方ならばまだ誠実な方である。中には大気汚染、栄養など肺がんを起こすか否かが分かっていない要因までをも延々と挙げて、分からない、分からないという方向にはぐらかせることを平気で言ってしまう人もいる。なぜならこのようにはぐらかしてしまえば、因果関係が分からない方向に議論を持ってゆくの

が簡単だからである。しかし、そんな人でも日常生活では因果関係から無縁ではあり得ない。薬が病気に効くと信じてその薬を飲んでいたりする。しかし、病気が治るのはその薬を飲んだ場合ばかりではないことは誰でも知っている。つまり、自分の日常と乖離して分からない方向にはぐらかすことは簡単だが、その内容は少々見苦しく無理のあるものであることが分かる。

では、交絡バイアスとはどのようなものなのだろうか？ まず、バイアスという以上はオッズ比のような疫学の指標に誤差をもたらすものでなければならない。これは、問題となっている病気（上の例でいうと肺がん）の原因であると知られているから、という理由だけでは必ずしも誤差をもたらさないことを意味する。

◆図6-5 交絡要因に関する模式図

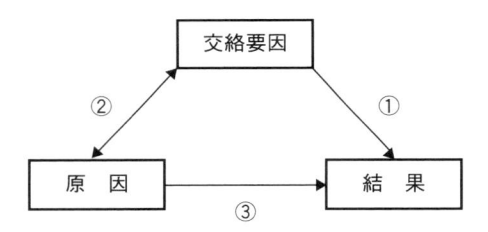

```
            交絡要因
           ／      ＼
         ②          ①
        ／            ＼
     原 因 ─── ③ ───→ 結 果
```

交絡要因が原因と結果との関係にどのように関わっているかについて模式図で示すと、図6-5のようになる。私たちは、原因と結果との間にある、できるだけ誤差の少ない疫学指標を測定したいのであるが、交絡要因が図のように関わってきてしまうので、疫学指標に交絡バイアスという名の誤差が生じてくるのである。交絡バイアスは疫学指標に対して誤差を大きくする方向に入ることもあるし、小さくする方向に入ることもある。

このような誤差が成り立つためには2つの条件がある。1つ目は、交絡要因が結果のリスク要因であること。これは誰もが知っているところである（図で言う①の部分）。2つ目は、ソース・ポピュレーション（人－時間）において原因と交絡要因とが関連していること（図で言うと②の部分）。

この両方の条件が満たされていなければならない。しかし、ちまたではこの2つ目に関する議論がしばしば抜け落ちているのである。2つ目の条件について例で述べると、「アスベスト取り扱い労働者と肺がんとの関係において喫煙が交絡要因となりうるためには、アスベストを取り扱う労働者には取り扱わない人々に比べて、喫煙者が多くいなければ、この種の誤差は生じない」ということになる。

交絡バイアスによるバイアスの方向性については、①においてはリスク要因か逆のリスク要因（すなわち病気になりにくくする予防要因）か、あるいは②においては関連か逆の関連かによって、相対危険度などの指標を過大に測定するか過小に測定するかが変わってくる。ちなみに、交絡バイアスが成立するためには、交絡バイアスが原因と結果の中間要因であってはならない（図で言うと③の部分）という条件も付け加えられるのが普通である。喫煙と肺がんの関係で言えば、肺にタールが溜まるというような事を挙げることができるであろう。しかしこの誤りを犯し、中間要因を交絡要因としてしまうようなことはあまり聞かない。

交絡バイアスを防ぐためにどのようにするか

交絡バイアスを予防するためにはどのようにすればよいのだろうか？
普通の人が知る必要もないような優等生的な答えは、「制限もしくは層別分析、数理モデル、マッチング（及びマッチング分析）等を行う」であるが、こんなものは大学院に入ってから勉強すればよいことで、ここで学ぶ必要はない。しかしその中から1つ選択するとしたら、制限もしくは層別分析を行うのが簡単だろう。例えば、アスベストと肺がんとの関係において喫煙が交絡バイアスを招いていると疑うならば、アスベストと肺がんとの関係を喫煙者と非喫煙者に分けて分析するような2かけ2表を、それぞれに作れば良いだけなのである。

RCT（ランダム化臨床試験）という方法で交絡バイアスを調整した事にする場合もある。これは曝露した人と曝露しない人とを乱数表等でランダムに振り分けて決めるという方法である。しかしこれはアスベスト

のような発がん性物質など、有害物質として明らかなものの検証には使えない。また薬の有効性の検証においても、はっきりと効果があるというような薬剤の場合に使うと、倫理的に問題になることもある。要するに、従来の治療法と比較して効くか効かないか微妙な場合にのみ使えるのである。しかも、ランダム化臨床試験は「交絡バイアスを調整した事」にしているだけの話なので、交絡バイアスが入ってしまったと疑われる時には上記の交絡バイアスを調整するための分析を行わなければならない。

　交絡バイアスの話はこれで終わりにする。覚えておいていただきたいのは、実際には交絡バイアスは疫学初学者が思うほど測定値に入ってはこないということである。交絡バイアスがどの程度入っているかを調べる方法は、上記の分析法を行う前の測定値（これを「粗分析の結果」という）と行った後の測定値とを比較すれば良いことになる（これを「測定値の変化 change in estimate を評価する」というが、これにもそれなりの議論がある）。とりあえずは粗分析で十分であろう。

　なお、これまでの演習問題や例で示した表に付け加えて書いてある「年齢調整オッズ比」や「年齢喫煙オッズ比」、「性・年齢調整オッズ比」などは、それぞれ「年齢」、「年齢と喫煙歴」、「性と年齢」について上記いずれかの手法で交絡バイアスを調整した（取り除いた）分析結果のオッズ比であることを示している。方法は簡単で、パソコンに入っている統計パッケージに計算してもらうだけで良いのである。たまに手計算する人を見ることがあるが、それなりに練習になるので一度やってみることも必要かもしれない。交絡バイアスの話が退屈になった人もいると思うので次に行こう。

選択バイアス

　選択バイアスとは、研究分析の対象となる人々を選択する過程もしくは研究に参加する要因から生じてくるバイアスである。研究対象は、実際に研究調査しようとかできそうだという研究対象と、実際にデータを

収集できた研究対象とではズレが生じてくるものである。ズレが比較群間で異なると選択バイアスが生じ得る。とりわけ比較しようとする研究対象それぞれ、例えば曝露群と非曝露群で死亡率を比較する際に、曝露群と非曝露群で死亡率が異なるような選択をしてしまった場合には、ズレははっきりと表れる。そうなると推定しようとする疫学的指標に誤差が生じるのである。これを選択バイアスと言う。

　選択バイアスの例を、1つだけ挙げておこう。健康労働者効果（healthy-worker effect）と呼ばれるものがある。産業保健の疫学研究において研究対象とするのはある工場労働者であり、この人たちが曝露群となる。一方、比較するためには非曝露群が必要となる。この場合、工場の労働者は全員が曝露群であると考えられるので、死亡統計に発表されている地域全体あるいは国全体の死亡率と工場労働者の死亡率とを比較することになる。死亡統計に発表されている死亡率を利用すると、非曝露群の死亡率を調査する手間が省ける以外にもメリットがある。地域全体や国全体から得た死亡率なので、調査対象が非常に大規模であり安定した計算値が得られる。しかしデメリットもある。工場労働者は、地域住民の中から労働者として「選択」された集団である。この選択過程には、比較しようとする死亡率に影響を与える選択要素が含まれている。工場側としては「不健康な」人を避け、結果的に「健康な」労働者を採用しているからだ。

　実際に、健康労働者効果の実例を示した研究結果の例を表6-2に示す。この研究所の労働者は有害な曝露を何も受けていないので、本来ならば相対危険度が1あたりになるはずである（もし有害な曝露を受けていたとしても相対危険度は1を上回ったものになる）。ところが、相対危険度はおしなべて明らかに1より低く測定されている。相対危険度を0の方向にバイアスする健康労働者効果が働いているのである。

　なお表6-2のように、地域統計や国の死亡統計から非曝露群の死亡率を得て、交絡要因の可能性のある年齢について調整を行なった相対危険度を、標準化死亡率比（SMR）と呼ぶ。がんマップでは、しばしばSMRの値によって色が塗り分けられていて、どの地域（県あるいは市町村）に

おいてどのようながんが多発しているのかが一目で分かるように工夫されている。また似たような方法として、昭和60年（1985）の人口構成で重み付けをして年齢を調整した標準化法もある。SMRを「間接標準化」と言うのに対し、こちらは「直接標準化」と呼ばれる。相対危険度にした場合の略号をSRRとして区別する場合もある。年齢の直接標準化を行って年次別にがんの死亡率を比較することは多い。がんによる死亡数や死亡率は年々増加しているが、直接法を使って年齢標準化を行うと、何と男性ではがんによる年齢標準化死亡率は横ばい、女性ではやや減少傾向にあることが分かる。つまり、がんによる死亡率は一見すると増加しているように見えるが、人口の高齢化によるものであると説明できてしまうのである。ただ、肺がんによる死亡率は年齢標準化を行っても年々増加し続けている。これは喫煙による影響の結果が主な理由である。そのことは分析疫学の結果からも分かるが、喫煙対策が進んだ国ほど年齢標準化した肺がんの死亡率が減ってきていることからも明らかである。

◆表6-2　エネルギー研究所の白人男性をアメリカ合衆国の白人男性と比較した、死因毎の相対危険度

死因	観察死亡数	予測死亡数	相対危険度＊
全がん	194	250.0	0.78
動脈硬化性心疾患	344	459.9	0.75
脳血管疾患	62	76.9	0.81
糖尿病	10	18.3	0.55
非悪性呼吸器疾患	42	69.2	0.61
消化器疾患	26	72.0	0.36
泌尿器疾患	15	18.2	0.82
造血器疾患	2	3.1	0.65
交通事故	36	60.2	0.60
自殺	39	40.2	0.97
上記の死因も含めた全死因	966	1320.0	0.73

文　献：Checkoway H, Mathew RM, Shy CM et al.：Radiation, work experience, and cause specific mortality among workers at an energy research laboratory. Br J Ind Med 1985; 42:525-533. （Checkoway H, Pearce NE, Crauford-Brown DJ: Research Methods in Occupational Epidemiology.

第6章　疫学の基本的な考え方（理論）

Oxford University Press, New York, 1989. にて著者自身が引用）

　この他にも症例対照研究において、対照の選び方によって選択バイアスが働くことがある。この場合にも相対危険度をゼロの方向にバイアスする効果がある。バイアスについて相対危険度を無限大の方向にバイアスする効果ばかりを論じる人がいるが、選択バイアスに限らず、実際にはこのように相対危険度をゼロの方向にバイアスするバイアスが結構多いのである。

情報バイアス（誤分類によるバイアス）

◆図 6-6　情報バイアス（誤分類によるバイアス）の説明

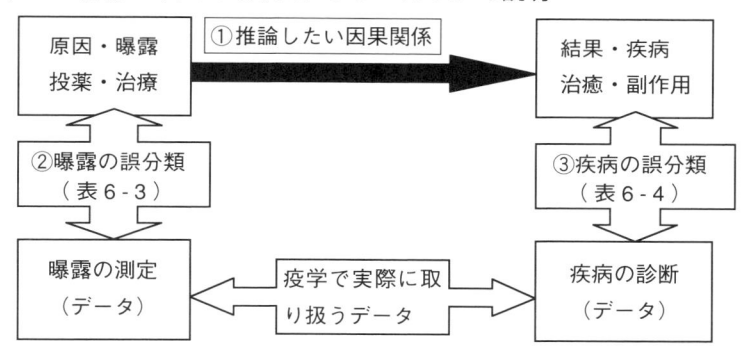

```
┌─────────┐   ①推論したい因果関係   ┌─────────┐
│原因・曝露│ ━━━━━━━━━━━━━━━━━━▶ │結果・疾病│
│投薬・治療│                          │治癒・副作用│
└────┬────┘                          └────┬────┘
     │                                     │
┌────┴────┐                          ┌────┴────┐
│②曝露の誤分類│                       │③疾病の誤分類│
│（表6-3）│                           │（表6-4）│
└────┬────┘                          └────┬────┘
     │                                     │
┌────┴────┐   疫学で実際に取　　　　　┌────┴────┐
│曝露の測定│ ⟷ り扱うデータ      ⟷ │疾病の診断│
│（データ）│                          │（データ）│
└─────────┘                          └─────────┘
```

　情報バイアスに関する疫学者以外の人からの指摘は、交絡バイアスや選択バイアスに比較すると少ない。このバイアスはそれだけ気づかれにくいということであろう。研究対象者もしくは研究対象者から集められた情報が誤って分類されることから生じるバイアスを、情報バイアスという。こう言ってもピンとこないと思われるので、図6-6を見ていただきたい。加えてバイアスの元々の意味は、私たちが疫学研究によって求めたいと思っている推定値に系統的誤差を与えることであるということを忘れないでいただきたい。情報バイアスを納得するのには時間がかかるので、この部分は理解できなくても構わない。どうぞ飛ばして読んで

いただきたい。表現を分かりやすく正確にするために、ここではできるだけロスマンの『疫学入門』（オックスフォード大学出版）に沿って説明する。

◆表6-3　曝露測定で生じた誤差による誤分類を2かけ2表で表すと……

測定値	測定したい曝露の有無		計
	曝露あり	曝露なし	
曝露あり（陽性）	a人	b人	a＋b人
曝露なし（陰性）	c人	d人	c＋d人
計	a＋c人	b＋d人	a＋b＋c＋d人

　本書ではこれまでに、曝露による人体への健康影響の程度を測定するには、曝露の有無で分類し、病気の有無で分類し、そして2かけ2表を作成することを示してきた。しかし実際の曝露測定や病気の診断において、測定誤差による分類の誤り（曝露があったのになかったとする誤りとその逆の誤り）や、病気の診断の誤り（病気があったのになかったとする誤りとその逆の誤り）はつきものである。医療関係者以外の人には、病気の診断においてそんな誤りが「つきもの」と言われたりしたらとても病院を受診する気にはなれないと心配される向きもあるだろう。しかしこれは「1回のみの診断を一般化して」述べているだけの話で、実際には誤診が起きないように各病院では最大限の努力がなされているはずである。「1回のみの診断を一般化している」とは、例えば質問票による診断や簡単な尿検査による診断までをも含んでいることをいう。曝露に関して言えば、実際に原因食品を食べたか食べなかったかということまで含んでいるのである。このような誤差、誤診による誤った分類を誤分類（misclassification）と言う。図6-6には曝露の誤分類と診断の誤分類について示している。そして表6-3と表6-4でそれぞれの誤分類を2かけ2表で表している。この2かけ2表は、曝露と病気に関する2かけ2表（図6-6の「疫学で実際に取り扱うデータ」として示したところ）とは全く異なるものなのでご注意いただきたい。なおテーマは異なっているが、表6-3は臨床疫学の紹介のところで示した2かけ2表（表5-2）と同じも

のである。

◆表 6-4　疾病診断での誤差による誤分類を 2 かけ 2 表で表すと……

診断	診断したい病気の有無		計
	病気あり	病気なし	
病気あり（陽性）	a 人	b 人	a＋b 人
病気なし（陰性）	c 人	d 人	c＋d 人
計	a＋c 人	b＋d 人	a＋b＋c＋d 人

　さて、表 6-3 と表 6-4 で示したような誤分類が生じると、測定される疫学指標、例えばオッズ比などの相対危険度にどのようなバイアスが生じるのであろうか？　結論から言うと「バイアス」のところでも示した次の 3 種類のバイアスが生じる。

　　1．相対危険度を無限大の方向にバイアスする情報バイアス
　　2．相対危険度をゼロの方向にバイアスする情報バイアス
　　3．相対危険度を 1 の方向にバイアスする情報バイアス

　これらに従って情報バイアスを分類してみよう。
　このような 1．2．3．のバイアスは、どんな誤分類が表 6-2 と表 6-3 で起きた場合にそれぞれ生じ得るのであろうか。それが問題である。1．2．3．をさらに区別してみよう。専門用語を用いて申し訳ないが、情報バイアスのうち 1．2．はディファレンシャルな誤分類の結果生じる。そして、3．はノン・ディファレンシャルな誤分類の結果生じるのである。「ディファレンシャル（differential）な誤分類とノン・ディファレンシャル（non-differential）な誤分類」とあっさり書かれてしまうと、まあなんと難しそうなと驚いてしまわれるかもしれないが、「ノン」がついているヤツと「ノン」がついていないヤツとに、単純化してご記憶いただいて差し支えない。これらは単なる対立概念である。それぞれ直訳すると「区別のある誤分類」と「区別のない誤分類」とでも訳すことができる。何について「区別がある」のかは、実例を示すのでその中で

理解していただきたい。まずディファレンシャルな誤分類によるバイアスから始めるとしよう。

ディファレンシャルな誤分類による情報バイアスで良く知られているのは、思い出しバイアス（リコール・バイアス）である。これは対象者が曝露情報を得るためのインタビューを疾病が発生した後に受けたような症例対照研究のような場合で起こる。

例えば、先天性奇形児に関する症例対照研究では出産後の母親から情報を聞き取る。深刻な先天性奇形を持つ児を生んだ母親は正常な児を生んだ母親に比して、妊娠初期に受けた多くの曝露（市販薬を服用したことや熱があったこと）について、より正確に思い出すことができると考えられる。なぜなら、母親は出産時に好ましくないことが起きたので、その原因について比較的じっくりと考える可能性があるからである。しかし正常な児を生んだ母親は、妊娠中のことをそのようにじっくりと思い出すことはあまりないだろう。そして結果として、市販薬を服用したことや熱があったこと等のような曝露を思い出さない可能性がある。思い出しにおけるこのような異なり（区別）が、リコール・バイアスと呼ばれる情報バイアスを引き起こす。サリドマイド事件の裁判において、被告の製薬会社側が持ち出した反論の一つがこのバイアスである。実際にこの種のバイアスの程度が検証されたが、バイアスはないか、あってもわずかな程度であることが分かった。

なおこの問題は、あくまでも症例と対照の間における、曝露に関する思い出しの差違による問題である。従って曝露の思い出しや報告（リコール）に関する一般的な問題とは区別するべきである。そのような一般的な問題は全ての人々にある程度起こり、ディファレンシャルと言うよりもむしろノン・ディファレンシャルな誤分類となる傾向がある。

どのようにすればリコール・バイアスを防ぐことができるのだろうか？　一つのアプローチとしては、正確に思い出すことができるような質問票を作ることである。思い出しの正確性を改善することはリコール・バイアスを減少させることになる。なぜなら対照群の不正確な思い出しを改善するからである。もう一つのアプローチは、思い出しが不正確

第6章　疫学の基本的な考え方（理論）

な対照群とは全く異なる集団を対照群として設定することである。例えば、研究対象となっている先天性奇形とは異なる奇形で生まれた児の母親は、症例の児の母親と比較が可能な、妊娠早期の曝露を思い出すことができるかも知れない。また、リコール・バイアスを避けるもう一つのアプローチは、質問情報を使わない方法である。質問票の代わりに、生誕児の情報をまだ知ることができない頃に記載されたカルテ記録から情報を得ることになる。

　リコール・バイアスはディファレンシャルな誤分類である。なぜなら、曝露情報が疾病の有無により異なって誤分類されるからである。ディファレンシャルな誤分類と同様なタイプに「追跡におけるバイアス」がある。このバイアスでは非曝露住民が曝露住民に比較して疾病に関する診断をされにくい。

　肺気腫の発生に及ぼす喫煙の影響を評価するためにコホート研究を使う調査者がいると想定しよう。その研究では医学的診断について質問していて、この診断をチェックする検査は何もしていないとする。肺気腫という質問はしばしば見逃される傾向にあるが、喫煙者では非喫煙者よりも肺気腫の診断がされやすい。喫煙者自身とその主治医との両方共が、喫煙による影響を気にしているので、呼吸器疾患に関しては徹底的に診察を行う傾向にある。その結果、肺気腫の診断は非喫煙者において見逃されやすい傾向がある。これはディファレンシャルな疾病の誤分類につながる。従って、非喫煙者では喫煙者よりも肺気腫と診断されない可能性が大きいので、結果として肺気腫は喫煙者に実際よりも多く発生するように見える。

　この追跡におけるバイアスの例は、ロスマンの疫学入門テキストの中で挙げられているものである。喫煙と肺気腫との因果関係は、アメリカでは医師のみならず一般人にとってもこれほどまでに有名な事柄なのである。肺気腫は末期になると悲惨な呼吸状態を引き起こし、結果として莫大な医療費をも生じさせてしまう病気であるにもかかわらず、わが国の肺気腫の患者は症状がひどくなってたばこを吸えなくなるまで放置されていることがある。

まとめると、ディファレンシャルな誤分類とは、対象者の疾病状態の程度により異なって（区別されて）曝露が誤分類されるか、対象者の曝露状態の程度により異なって（区別されて）疾病が誤って診断（誤分類）される。ちなみにノン・ディファレンシャルな誤分類は、このような「区別」のある場合以外の誤分類のことである。

　次にノン・ディファレンシャルな誤分類による情報バイアスを説明しよう。上記３．の結果をもたらす場合である。そしてこのタイプの誤分類はよく見かけるタイプなので、全ての疫学研究に何らかの影響を与えている。ノン・ディファレンシャルな誤分類では曝露もしくは疾病（またはその両方）が誤分類される。しかしその誤分類は、それぞれ他の状態（曝露の誤分類では疾病の状態、疾病の誤分類では曝露の状態）に影響されない。つまり、ディファレンシャルな誤分類以外の誤分類により生じた情報バイアスは、ノン・ディファレンシャルな誤分類による情報バイアス、すなわち３．の結果をもたらす。

　ロスマンの例で挙げられている、赤ワインの消費と肺気腫の発生との関係で説明しよう。ある仮説（この例では赤ワインの消費と喫煙とは関係していないと仮定しよう）があると想定しよう。喫煙の場合とは異なり、赤ワインを多く飲もうが飲むまいが、肺気腫を患った人が肺気腫と診断される傾向が大きくなったり小さくなったりするようなことはほとんどあり得ない。結果として、赤ワインを飲んでいる人、飲んでいない人とを比べて肺気腫がない人の割合が同じであることが予測される時、肺気腫のある人の一部分が「ない」と診断されるということは、肺気腫で何らかの誤分類が生じていることを示している。しかしそれは曝露者でも非曝露者でも同じであり、診断される割合が低い傾向があるといっても、生じる疾病の誤分類はノン・ディファレンシャルである。同様に、もし曝露が疾病状態に影響されないように誤分類されれば、その曝露の誤分類はノン・ディファレンシャルである。

　ノン・ディファレンシャルな誤分類はディファレンシャルな誤分類よりも先が読みやすいバイアスである。なぜなら３．のようなバイアスを起こすからである。すなわち、「曝露がある」と「曝露がない」に２分

割した曝露分類での誤分類は影響の推定値を薄める、または帰無値（相対危険度ならば1に、寄与危険度なら0に）に近づける、もしくは実際よりも影響がない方向に近づける（これらの表現は異なるが、同じことを言っている）。もし、そもそもの影響がない場合には、ノン・ディファレンシャルな曝露の誤分類は影響の推定値をバイアスしない。

例えば、たばこ喫煙による健康影響に関する疫学調査において、喫煙本数を質問票で聞き取り、曝露の指標として用いると、このノン・ディファレンシャルな曝露の誤分類が生じている。従って、たばこ喫煙による健康影響、例えば肺がんで言うと、死亡の相対危険度を過小評価する方向に（率比を1の方向へ）バイアスが生じていることになる。相対危険度を過小評価しているということは、このバイアスが生じていない場合であれば、実際の相対危険度はもっと大きな値であるはずである。よって、調査票を用いて喫煙曝露を評価した疫学調査において観察された相対危険度は、実際にはもっと大きな値であったことになる。

なお第8章で説明する病理学に基づいた診断は、理論的には情報バイアスの中の疾病診断における誤分類を少なくしていることが分かる。

様々な疫学研究デザイン

バイアスの話はこれで終わりにして、次に疫学研究を行う際の研究デザインについて話をしよう。研究デザインとは、様々な状況下で生じる医学問題において最適な判断を下すために、その状況下において最も有効で効率の良い疫学研究となるように研究者が選択する研究計画オプションの大まかな分け方である。本書ではすでに症例対照研究とコホート研究のデザインを紹介した。

マニュアル的なテキストでは症例対照研究とコホート研究のそれぞれの長所・短所を比較する一覧表を掲載していることがしばしばある。この本は疫学研究を行う人を対象として書かれたものではないので、そのような表は載せない。

ところで、コホート研究のための人口集団（コホート）を追跡する際に、

集団の中で対照をサンプリングすれば、集団全員を追跡調査することなく症例対照研究で分析研究が行える。そうするとコストも安くつくし、コホート研究をやっているのとほとんど同じような感覚でできる。これをネスティッド症例対照研究と呼ぶ。ネスティッドとは「巣の中で（入れ子状で）」という意味で、コホートという巣の中で症例対照研究を行うという意味である。症例対照研究はいつもネスティッド症例対照研究をやっているつもりでやれ、という意見もある。つまり、実際は把握していなくても、想定しているコホートを意識して症例対照研究を行えという意味である。

　第10章で研究デザインのヒエラルキーに関するコメントを載せるが、時に「これは前向きコホート研究じゃないからだめだ」なんてのんきなことを言う疫学者もいる。しかし、このような人は現場向きではない。それぞれの疫学者がそれぞれに限られた時間と資金の中で最善の調査を行い、その調査研究結果を検討して様々な人が判断を下していると考えるべきである。その経過と結果は報告書や論文となって紹介されている。疫学データは現場の臨場感を感じて読むのでなければ意味がない、と私は考えている。

無作為割付臨床試験（ランダム化臨床試験）

　効くか効かないかよく分からない薬の効き目や、ビタミン過剰、ビタミン不足の影響など「あるのかないのか分からない」影響を測定するのにしばしば用いられる研究デザインである。見かけ上はコホート研究と基本的に同じである。ただ、研究者はあらかじめ研究対象者に、「あなたには無作為に曝露が割り付けられる可能性がありますよ」と了解を取ってから、研究対象者を曝露群か非曝露群に振り分けていく。ほとんどの場合、研究対象者本人には曝露群と非曝露群のどちらに属したかは知らされない。あらかじめ全員に了解を取るのは、そうしないと倫理的に問題がある場合があるからである。薬の効果を判定する場合には、対象者となる患者が曝露群か非曝露群かということを投与する医師にも知

第6章 疫学の基本的な考え方（理論）

らせないことがある。これをダブル・ブラインドという。非曝露群に対しては何の薬効もない錠剤（プラセボ）を投与したほうがよいと強調されることがあるが、そのようなことは倫理的ではないので、従来用いてきた薬を非曝露群として投与するべきであるという意見が多い。

このようなコストのかかる臨床試験を行う理由は、研究を行っている時には知るよしもない交絡要因による交絡バイアスを防ぐためである。ランダムに曝露を割り付ける（慶応大学医学部放射線科の近藤誠先生はこれを「くじ引き」と表現されていた）と、そのような未知の交絡要因もランダムに割り付けられると考えられているからである。しかしランダムに割り付けられたからといっても、その研究が他のバイアスのみならず交絡バイアスからも自由になったわけではない。分析や結果を解釈する際には、どのようなバイアスが入ったかを当然意識するべきである。とりわけ、ダブル・ブラインドを設定したのにその設定が崩れていることが明らかな場合には、検討が必要である。

> 例題 6-1：ジゴキシンは心不全に対して最も頻繁に処方される薬として知られてきた。全米でジギタリス調査グループが結成され、ジゴキシンの長期的な治療成績に関してダブル・ブラインドでランダムに割り付けられた臨床試験が行われた。全員を利尿剤とアンギオテンシン転換酵素阻害剤（どちらも心不全の治療薬）で治療しながら、3,397人にジゴキシンが、3,403人にプラセボが投与された。3～5年間追跡を行ったが、死亡者数と死亡割合に関しては、それぞれ1,181人（34.8%）、1,194人（35.1%）であり、リスク比が0.99（95%信頼区間0.91-1.07）と投与群と比較群でほとんど違いがなかった。入院の必要性はジゴキシンを投与した人々に減っていた（リスク比：0.72、95%信頼区間0.66-0.79）。しかし、心室性不整脈や心停止などの比較的深刻な心不全は減っていなかった。以上から、ジゴキシンは心不全の患者の死亡率に影響を与えることはできないが、入院患者数を減らすことが分かった。

文献：The Digitalis Investigation Group: The effect of digoxin on motality and morbidity in patients with heart failure. NEJM 1997; 336: 525-533.

> 演習問題 6-2：上記の死亡に関する2かけ2表を作成しよう。何やら難しそうな薬の名前が出てくるが、結局はジゴキシンという心不全に対する薬と心不全による死亡や心不全による入院との因果関係が検証されていることを理解しよう。ランダムに割り付けるといっても、必ずしも投与群とプラセボ群とで同じ数が割り付けられるわけではないことを理解しよう。

エコロジック研究（相関研究）

　研究対象者個人個人のデータを集められずに、統計データを用いた研究のことである。時間的な変化に伴う相関の研究と、地域的な変化に伴う相関の研究とがある。

　地域的な例でたとえれば、エイズの発生率（1万人年）を横軸に、結核の発生率（1万人年）を縦軸にしてアメリカ合衆国の各州別に点を打っていくと、エイズの発生率が高い州ほど結核の発生率が高いことを示すグラフが手に入る（図6-7）。これなどは、地域別に比較したエコロジック研究の典型例である。エイズの発生率が結核の発生率に影響を与えていそうなことが分かる。しかし、エイズの発生率は経済的な指標ともなりうるし、文化的な他の指標とも関連している可能性もあるので、これらの交絡要因となり得る要因を調整した研究が次に必要となる場合もある。

　時間的な変化に伴う相関の研究の例としては、アメリカ合衆国における結核の発生率に関する年次変化がある（図6-8）。減少を続けていた結核の発生率が、1980年代半ばにして増加に転じ、その後90年代に入ってから再び減少していることが分かる。これは、エイズの出現により感染症に対して抵抗力が弱い人が増加した影響が結核発生率に表れたものと考えられる。

第6章　疫学の基本的な考え方（理論）

◆図 6-7　エイズの発生率と結核の発生率に関するグラフ（Greenberg ら「Medical Epidemiology 第三版」より）

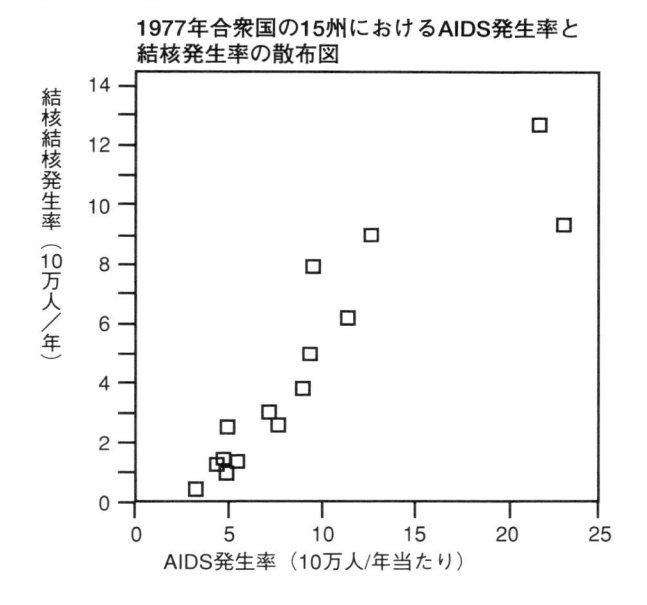

1977年合衆国の15州におけるAIDS発生率と結核発生率の散布図

結核発生率（10万人/年）／AIDS発生率（10万人/年当たり）

◆図 6-8　米国における結核の発生率の年次推移に関するグラフ（Greenberg ら「Medical Epidemiology 第三版」より）

1980年から1997年の合衆国における経年別結核発生率報告

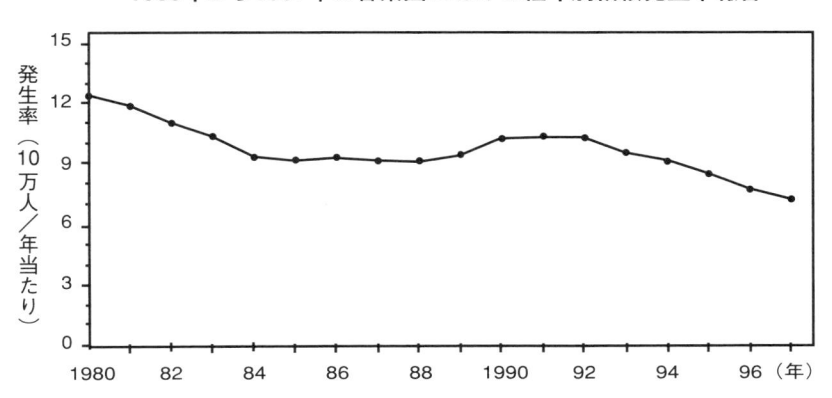

発生率（10万人/年当たり）

また、相関研究には仮説を検証するような場合に用いられることもある。アメリカ合衆国において、1970年、1978〜1980年、1987〜1988年に集められたサーベイランスデータ（サーベイランスについてはこの章の最後に説明する）を用いて、女性が18歳までに日常的に紙巻きたばこを吸い始めた累積パーセントが調査時年齢別に示されたことがある。アメリカ合衆国では、女性全体の喫煙割合がそれほど増加していないにもかかわらず、肺がんによる死亡率が、年々増加していた。肺がんによる死亡に地域的に一番大きなインパクトを与えているのは喫煙のはずである。この仮説を検証するために過去の統計データを使って計算が行われた。その結果、女性の喫煙開始時年齢が年々若くなり、同一年齢での喫煙割合が増加していることが分かった。肺がんによる死亡率の増加はこのことで説明できると考えられた。

横断研究（有病割合による研究）

　症例対照研究と基本的には同じ分析をするが、考え方が少し違うことはすでに述べた。有病割合による研究はある一時点での有病割合を求めているので（だから横断研究と言われる）、曝露と病気のどちらが原因で結果か、つまり曝露と病気の前後関係について疑問に思ってしまうことがたまにある。しかし、例えば第4章で紹介したような奇形児研究では曝露と病気の前後関係に全く疑いの余地はない。つまり前後関係をよく考えてロジカルに行えば良いだけなのである。もちろん多くの横断研究が示しているように、横断研究は分析的に仮説を検証する研究として用いられる。特に肥満や糖尿病や変形性関節症（膝や肘が年をとってだんだん痛くなる病気）などはいつ病気なったのかがよく分からないので、このような病気の研究には有病割合や有病状態からデータを集めて検証せざるを得ないのである。従ってしばしば有病オッズ比を計算して仮説を検証する研究が行われている。

　すでに書いたように、ある一時点での有病者、無症状者の全員を調査対象とせずに、無症状者をサンプリングした場合には、有病データの研

究は症例対照研究となる。結果として純粋な意味での横断研究ではなくなる。これは縦軸の合計の意味がなくなるからである。

> 演習問題6-3：第4章のサリドマイド事件におけるレンツのデータから有病オッズ比とその信頼区間を自分で計算してみよう。解答はすでに第4章で示してある。奇形児研究では出産時点という一時点でのデータを集めているので、基本的には有病データであることはすでに述べた。

症例報告

　症例報告を疫学研究に加えることには異論があるだろう。しかし私は、症例報告には疫学研究としての意味がそれなりにあると思っている。以前、某国立大学法学部の教授で政府の倫理指針作成委員をしていた人が、「疫学研究の倫理指針を作ったが臨床研究の倫理指針は作成できなかった」と説明したのを京都大学で聴いたことがあった。そこで私は、臨床研究は基本的に疫学デザインの形を取るので、「疫学研究ではない臨床研究とはいったい何ですか？」と質問した。その答えは「症例報告」ということであった。この話はその後、「症例報告こそ倫理的に一番問題のあることが多いのに、なぜ臨床研究の倫理指針を作成せずに疫学研究の倫理指針を作成したのですか？」という質問へと続くのであるが、これを詳しく説明することは、本書の目的から外れるのでここでやめる。

　症例報告でも非常に珍しい症例が続くと、何やら異常事態が起こっていることをいち早く知らせてくれる。そして時に決定的な情報を与えてくれることがある。例を2つほど紹介しよう。

　1981年、カリフォルニア州から5例のカリニ肺炎の症例報告がなされた。カリニ肺炎とは免疫力の衰えた人がかかる肺炎で、特に珍しい病気というわけではない。しかし、この症例報告の患者は全員が特記すべき病歴のない若い男性であった。そして全員がゲイだったのである。しかし、これがその後のエイズの展開を語っているような症例報告にもかかわらず、その週のCDCの週報（MMWR）のトップの話題ではなく2

番目の情報として掲載されていたのであった。
　もう一つの例を挙げよう。1970年代前半、アメリカ合衆国のある化学産業の産業医が、塩化ビニルの製造に従事していた従業員に生じた肝血管肉腫の症例を3例報告した。3例のうちの1人は産業医自身であった。この報告は塩化ビニルの製造工程と肝血管肉腫との関係が認められるきっかけとなったが、これだけでも充分塩化ビニル製造工程と肝血管肉腫に関して十分な警告となっている。なぜなら、肝血管肉腫は1工場に複数例発症するようなありふれた悪性腫瘍ではないからである（とても珍しい悪性腫瘍なのである）。

サーベイランスと受動調査と能動調査

　サーベイランスとは、健康問題についてモニターし、健康や病気の情報を収集、分析、解釈、広報する、継続的かつ系統的なプロセスのことである。くだいて言えば、ある病気がどのような場所でどのような時期に（しばしば現在）多発しているかの情報を、いち早く知るためのシステムである。従って、サーベイランスの対象となる疾患は、時期や場所によっても異なってくるし、対象となる疾患の見直しも検討されている。なぜなら、どんな病気に対する対策が現在最も必要であるかということは、疾患の出現が何となく知れ渡ってきてからではしばしば遅すぎるし、サーベイランスからの情報として得るのがおそらく一番早いはずだからである。
　我が国でも、疾病情報については死亡診断書をはじめ、はしか（麻疹）の届け出など、さまざまな形で収集されて、主に保健所がその収集の中心となっている。それらを分析し、その結果をグラフや表で表し、統計資料として出版されている。私がサーベイランスの勉強をして思ったことは、多くの情報を集めるシステムは一応構築されているが、果たしてどれだけの人が、この情報を利用して解釈できているのだろうか、ということである。加えて、どれだけの人が真剣にサーベイランス（サーベイランスの見直しも含む）のことを考えているのだろうかとも思っている。

第6章 疫学の基本的な考え方（理論）

情報の収集には莫大なコストがかかっている。それを利用する人がほとんどいないとすれば、それはサーベイランスのためにかかった費用をドブに捨てるようなものである。

これには行政側にも問題があると思う。例えば、サーベイランスデータとは言えないかもしれないほど基本的な日本動態統計でも、その利用は極めて制限されている。従って、行政自身や研究者が病気の多発を感じて、行政のもっている統計を利用し調査・研究を行おうとしても、利用するまでに煩雑なプロセスが必要であり、そのプロセスを経たとしても利用に至る長い待ち時間を余儀なくされるのが実情である。死亡診断書についても、これ程整備された国は稀であるにもかかわらず、それがほとんど活用されていない。疫学があまり知られていないところにも原因があるが、行政がその利用をどうも許可したがらないからでもある。紹介者でもいなければ、まず門前払いとしか思えない回答が返ってくるのである。

はしか（麻疹）の多発も時々報告されているが、本来ならばきちんと予防接種も行っていればそのような多発はあまり起きないはずである。はしかは現代でも死亡する可能性のある危険な感染症である。よって諸外国では徹底した予防接種の呼びかけが行われている。はしかの接種割合や発生については、サーベイランスの一環として情報が集まっているはずである。情報があればそれが集約され、分析され、解釈され、対策となって報告書にまとめられているはずである。それが我が国ではほとんどないのである。

また、原子力発電所周辺でがんの多発が起こっているのではないかと噂されることがある。これなどは行政がやる気になれば簡単に出来る。欧米諸国では実際に行われている。さらに定期的に情報として公開もできるはずである。多発していないことがデータ上も明らかになれば、住民もある程度の安心が得られるのではないだろうか。それにも関わらず、ほとんど誰もやろうとしないのが現状である。

保健所にあるデータを見ることにより行っている調査を、受動的調査と言う。保健所への届け出なども受動的サーベイランスの一環である。

これに対して、受動的調査により疾患の異常発生（アウトブレイクの時もある）を察知して、保健所を飛び出し現場に向かう調査を能動調査と言う。要するに、受動的調査から能動的調査へのスイッチの切り替えが大事なのである。当初ほとんどが死亡すると言われていたエボラ出血熱も、能動調査への切り替えにより多くの生存患者が見つかっている。

データベースの作り方－エクセルを使う

　本章の最後に、疫学分析の基本となるデータベースについて簡単な解説を行う。症例対照研究やコホート研究のような定型的な疫学分析を行う研究デザインでは、データベースを作成する。簡単に言えば、1行に1人分の情報を入力した調査対象者一覧表を作成するのである。これはエクセルなどの表計算ソフト（家計簿をつけたりするのに便利）を用いて作ることができる。疫学分析はデータベースを作成してから始まる。分析はこの表の情報を記号や数値に変換して行うのである。

　表に示しているのは、食中毒の疫学調査の研修会で最初の演習問題としてよく使われているオスウェゴの教会での集団食中毒事件に関するデータベースである。現在国立感染症情報センターに公開されているCDCが作成したEpiInfo2002という疫学分析ソフトの和訳版のチュートリアルにも載っている。和訳は、岡山理科大学の家永優子さんに行ってもらった。

　疫学者は調査を行った後に、右のようなデータベースを作ってから分析を始めていることをご理解いただければありがたい。

有意差あるいは有意差検定

　「有意の差がある」というような言葉は疫学以外の人にも有名な言葉だが、本書ではそのような言葉に振り回されないようにするために、わざと「有意差」という言葉を用いないようにした。ただ、我が国の医学生物学業界はまだ「有意差検定神話」が支配的なので、若干触れる。

◆表6-5　オスウェゴの教会での集団食中毒事件におけるデータベースの一部

Y：はい、N：いいえ

ID	年齢	性別	夕食時間	疾病の有無	発症日	発症時刻	発症時刻(24時間)	焼きハム	ほうれん草	ゆでたいも	キャベツサラダ	ジェリー	ロールパン	黒パン	ミルク	コーヒー	飲用水	ケーキ	バニラアイス	チョコレートアイス	フルーツサラダ
1	11	M	unk	N				N	N	N	N	N	N	N	N	N	N	N	N	Y	N
2	52	F	20:00	Y	04/19	0:30	24.50	Y	Y	Y	N	N	Y	N	N	Y	N	N	N	Y	N
3	65	M	18:30	Y	04/19	0:30	24.50	Y	Y	Y	Y	N	N	N	N	N	N	N	N	Y	N
4	59	F	18:30	Y	04/19	0:30	24.50	Y	Y	N	N	N	N	N	N	N	Y	N	Y	Y	N
5	13	F	unk	N				N	N	N	N	N	N	N	N	N	N	N	N	N	N
6	63	F	19:30	Y	04/18	22:30	22.50	Y	Y	Y	Y	N	N	N	N	N	N	Y	N	Y	N
7	70	M	19:30	Y	04/18	22:30	22.50	Y	Y	Y	Y	N	N	N	N	N	N	N	N	Y	N
8	40	F	19:30	Y	04/19	2:00	26.00	N	N	N	N	N	N	N	N	N	N	N	N	Y	N
9	15	F	22:00	Y	04/19	1:00	25.00	N	N	N	N	N	N	N	N	N	N	N	N	Y	N
10	33	F	19:00	Y	04/18	23:00	23.00	Y	Y	Y	Y	N	N	N	N	N	Y	N	N	Y	N
11	65	M	unk	N				Y	Y	N	Y	N	N	N	N	N	Y	N	N	Y	N
12	38	F	unk	N				Y	Y	Y	Y	N	Y	N	Y	N	N	N	N	Y	N
13	62	F	unk	N				Y	Y	Y	Y	N	Y	N	N	N	Y	N	N	Y	N
14	10	M	19:30	Y	04/19	2:00	26.00	N	N	N	N	N	N	N	N	N	N	N	N	Y	N
15	25	M	unk	N				Y	Y	N	Y	N	Y	N	N	N	N	N	Y	Y	N
16	32	F	unk	Y	04/19	10:30	34.50	Y	Y	Y	Y	N	N	N	N	N	N	N	N	Y	N
17	62	F	unk	Y	04/19	0:30	24.50	Y	Y	Y	N	N	N	N	N	N	N	N	N	Y	N
18	36	F	unk	Y	04/18	22:15	22.50	Y	Y	N	Y	N	Y	N	N	N	Y	N	N	Y	N
19	11	M	unk	N				Y	Y	N	N	N	N	N	N	N	N	N	N	Y	N
20	33	F	unk	Y	04/18	22:00	22.00	Y	Y	Y	Y	N	Y	N	N	N	Y	N	N	Y	N
21	13	F	22:00	Y	04/19	1:00	25.00	N	N	N	N	N	N	N	N	N	N	N	N	Y	N
22	7	M	unk	Y	04/18	23:00	23.00	Y	Y	Y	Y	N	Y	N	Y	Y	Y	N	N	Y	N
23	64	F	unk	N				N	N	N	N	N	N	N	N	N	N	N	N	Y	N
24	3	M	unk	Y	04/18	21:45	21.75	Y	Y	Y	Y	N	N	N	N	N	N	N	N	Y	N
25	65	F	unk	N				Y	Y	Y	Y	N	Y	N	N	N	N	N	N	Y	N
26	59	F	unk	Y	04/18	21:45	21.75	Y	Y	Y	Y	N	N	N	N	N	N	N	N	Y	N
27	15	F	22:00	Y	04/19	1:00	25.00	N	N	N	N	N	N	N	N	N	N	N	N	Y	N
28	62	M	unk	N				Y	Y	N	Y	N	Y	N	N	N	Y	Y	Y	N	N
29	37	F	unk	Y	04/18	23:00	23.00	Y	Y	Y	Y	N	N	N	N	N	Y	N	N	Y	N
30	17	M	22:00	Y				N	N	N	N	N	N	N	N	N	N	N	N	Y	N
31	35	M	unk	Y	04/18	21:00	21.00	Y	Y	Y	Y	N	N	N	N	N	N	N	N	Y	N
32	15	M	22:00	Y	04/19	1:00	25.00	N	N	N	N	N	N	N	N	N	N	N	N	Y	N
33	50	F	22:00	Y	04/19	1:00	25.00	N	N	N	N	N	N	N	N	N	N	N	N	Y	N
34	40	M	unk	N				Y	Y	N	Y	N	N	N	N	N	N	N	N	Y	N
35	35	F	unk	N				Y	Y	Y	Y	N	N	N	N	N	N	N	N	Y	N
36	35	F	unk	Y	04/18	21:15	21.25	Y	Y	Y	Y	N	N	N	N	N	N	N	N	Y	N
37	36	M	unk	N				Y	Y	N	N	N	Y	N	N	N	N	N	N	Y	N
38	57	F	unk		04/18	23:30	23.50	Y	Y	Y	Y	N	Y	N	N	N	Y	N	N	Y	N
39	16	F	22:00	Y	04/19	1:00	25.00	N	N	N	N	N	N	N	N	N	N	N	N	Y	N

「有意差検定神話」が一人歩きして、多くの貴重なデータや情報が「有意差がない」として捨てられているとして批判が行われたのは、1970年代後半にさかのぼる。このような批判が出たことからも分かるように「有意差がない」ことは「因果関係がない」ことを意味するのではない。「有意差がない」けれども安易にデータや情報を捨ててしまわないようにするために、本書では信頼区間の計算方法を紹介した。
　信頼区間の2つの値（信頼区間の上限値と下限値）を区間推定値と呼ぶ。そして信頼区間の操作を施さない（誤差の幅をとらない）ナマの値を点推定値と呼ぶ。例えば、表5－1の非自然繊維マットレスの使用の場合の「うつぶせ寝」のオッズ比は、点推定値が3.1で、区間推定値の下限値が1.3で、区間推定値の上限値が7.1である。これを3.1（95%信頼区間: 1.3-7.1) というふうに表現することが多い。
　この信頼区間の中にオッズ比で言うと1が含まれていない場合に、俗に「有意差がある」と言うことができる。逆に1をまたぐ場合に、俗に「有意差がない」と言うことになる。蛇足だが、オッズ比の区間推定値の下限値も上限値も1未満の時は、俗に「有意な差をもってオッズ比が減少していた」と言うことになる。
　このオッズ比1という値は、曝露群と非曝露群の間で疾病の発生率が同じであった時にオッズ比が取る値である。これを帰無値 null value とも呼ぶ。オッズ比1が95%信頼区間に含まれていないということは、本来求めたいオッズ比（発生率比）が95%の確率で信頼区間に含まれていないということなので、「有意差がある」と俗に言うことになる。なお、有名なカイ2乗検定で求める「有意差」は、信頼区間で求める有意差と若干のずれがあるが、これもだいたい同じような意味である。ただ、カイ2乗検定だけでは点推定値も区間推定値も求めることができないので、それだけ情報量が少ないことになる。

第7章

因果推論

かつて私と一緒に疫学の勉強にこもり切っていた馬場園 明・九州大学健康科学センター助教授（彼は医療経済学の他にも色々と研究を手がけている人である）は物事を整理するのが非常に上手い人で、私は常々感心させられてばかりいる。彼は私と疫学を勉強している際にも非常に洗練された整理をたくさん行い、難解な疫学理論の本を読むためのガイドブックまで作ったくらいである。

　その彼が「疫学の三本柱」と呼んで、疫学を勉強する際の軸を整理したことがあった。彼によると、疫学の三本柱とは疫学理論・生物統計学・因果推論のことである。私はこれに「疫学の応用」を付け加えたいが、疫学の応用とは疫学の三本柱を習得した後の話なので、疫学を使うためにはやはり疫学の三本柱をしっかりと身につけることが同じように大事だと思っている。

　しかしこの本ではまず疫学に興味を持っていただくために、まず疫学の応用から入っていたことにご注意いただきたい。

　疫学理論は、人における因果関係をデータに基づいて分析する際の基本であり、疫学独自の理論である。疫学独自の理論といっても、実際には時間の経過の中で人口集団から「病気が起こる」ということを整理しているだけにすぎない。従ってこの考え方は「病気が起こる」ということだけでなく、「出来事が起こる」ということ全般に応用でき得る。理論疫学者である元ハーバード大学教授のミエッチネン（元々はフィンランドの循環器内科医だったらしい）は、「理論疫学」という自著のテキストの副題に「出来事研究の原理」と付けている。

　私自身も疫学理論の勉強の一環として、当初工学部の品質管理の本と格闘した記憶がある。品質管理の本は「故障」という出来事を整理するための本であるから、考え方は疫学と似通っている部分がある。故障は人間では発病に相当する。

　生物統計学に関しては、疫学においてはそれ程高いレベルは必要とされない。せいぜい、平均、標準偏差、正規分布などの高校までに習った統計学の知識を思い起こすことができれば良い程度である。

　因果推論については、これはもう科学哲学の一部である。科学哲学と

第 7 章　因果推論

言っても我が国ではなじみが薄いが、欧米の大学ではしばしば必須科目として学生に課されているようである。科学哲学は、科学とは何か（これにある程度答えられる人は実に少ない）、科学はなぜ発達するのか、「天動説から地動説への変換のように科学理論が変わる」とはどのようになぜ起こるのかなど、たくさんの問題を抱えている。

　「そんなことを研究して何になるのか」と言う人もいるが、「そのようなことを勉強せずに科学研究を行った場合、とてつもない非効率を生み出し、どんでもない迷走をしてしまう可能性が大きくなるから」というのが私なりの答えである。その例を医学の世界で挙げようと思えばいくらでも挙げることができる。因果推論とは、ひとことで言うと、「因果関係とは何か」あるいは「因果関係があると言う場合とはどのような時か」というようなことを論理的に考え、妥当な合意を得ようとすることである。

　科学哲学の発達を待つまでもなく、因果推論は昔から哲学の大きな課題の一つであった。イギリスの哲学者ヒュームやドイツの哲学者カントなど、因果関係については多くの有名な哲学者が格闘してきたが、ここでその歴史を振り返るつもりはない。そのようなことをすれば因果推論だけで一冊の本ができてしまう程膨大な量になってしまうからである。ここでは多くの人が常識と考えている医学の話題が実はそんなに正しいとは言えないのだということを示すことによって、因果推論の入り口に立ってみようかなと、読者に興味を示してもらえる程度の話題提供に止めておこうと思う。第八章の「動物実験・疫学・基礎医学・社会」も併せて似たような話題提供が続くと考えていただければよい。

　なお、「科学哲学」というだけで拒否反応を起こされる方もいらっしゃると思うが、単に日常の常識を突き詰めて考えているだけであるという点では哲学と大して変わらない。ロスマンは疫学の因果推論を、赤ちゃんが成長するにつれて因果関係を学んでゆく過程になぞらえて説明している。人間誰もが成長しながらすでに因果関係を学んできている。つまり皆すでに科学哲学をいつの間にか経験してきているのである。そして疫学は、医学・医療の日常的常識を定式化した方法論なのである。

遺伝子病か環境病か？

多くの人は遺伝子病という言葉を聞いたことがあると思う。遺伝によって決まる病気だな、親から子に遺伝する病気だな、だからそういう親を持つと子供は自分の発病を防ぎようがないのだろうな、なんだか難しそうだな、このような感じを持たれていると思う。しかし、これらのような感想は、全くのウソであるとは言わないが、必ずしも当たってはいない。そもそも親から子供に直接遺伝するような形で生じる病気などそんなにはない。親もしくは祖父母から、理論通り遺伝する確率が一定程度あるとしても、それはあくまでも確率である。しかも、その確率通りにはまず遺伝しない。確率は理論より低くなる。先に説明した浸透度（penetrance）という概念があるからである。

19世紀後半にメンデルによって発見されていた遺伝学の原理は、20世紀に入る頃に再発見されることになる。優性遺伝子と劣性遺伝子があること、そして性別によって影響される遺伝子とそれ以外の遺伝子があること、この2つの組み合わせの仕組みが理解できると、遺伝学の基礎はだいたいマスターできる。1950年過ぎに明らかにされたDNAの構造は、この遺伝学の基礎理論を裏付けるものであった。ところが、その後の様々な経験の蓄積（すなわち研究）により、遺伝子はそんなにきっちりと遺伝してそれが必ずしも体に表現されるようなものではないことが明らかになってきた。

ただ、体への表現の一部である病気というものが遺伝（体の中の要因：内的因子）と環境（体の外の要因：外的因子）から生じてくるものだという概念は出来上がってきた。そうすると病気の分類と説明を助けるためにしばしば用いられてくるのが、以下のような図である（図7-1）。

「私が考える未来：生命の生存戦略の解明を目指して」（榊佳之：科学 2003：73；352-357）やNHKの報道など、多数の人たちがこれと似たような図を用いている。

第 7 章　因果推論

◆図 7-1　疾病発症における遺伝と環境の寄与割合

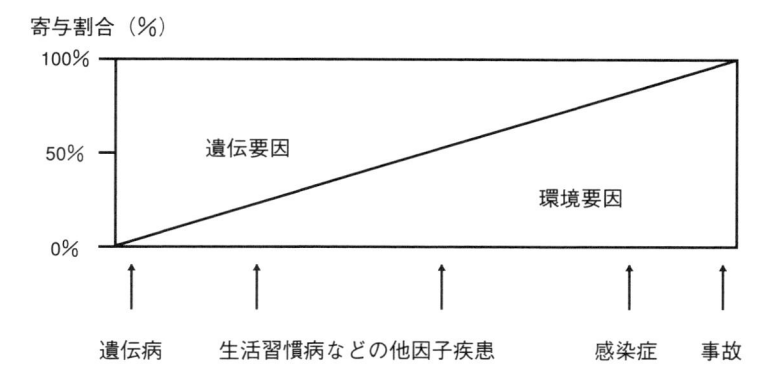

寄与割合（％）

遺伝要因　　環境要因

↑　　　↑　　　↑　　　↑　　　↑
遺伝病　生活習慣病などの他因子疾患　　感染症　事故

　しかしよく考えてみると、病気が生じるのは、物理学の作用・反作用のように、体に環境要因が曝露した時に体が環境要因に反応しているからである。体の反応は元をたどれば遺伝子からの情報により組み立てられている。環境要因、例えばある種のウイルスが体に入ったとしても、体が反応しなければ病気は生じない。人間に反応を起こさせないウイルスなどはたくさんあるし、未知のウイルスも日常的にたくさん人の体に入ってきているのである。そのウイルスに対して人間の体が反応していないから病原体（病因物質）として私たちが認識していないだけである。つまり、病気として認識される以上、環境要因が 100％ 関与していて、遺伝要因も 100％ 関与している。従って、全体を 100％ として環境要因と遺伝要因の寄与の割合を分け合っている図 7-1 のような図は概念的に明らかに誤っている。なぜなら、環境要因と遺伝要因という大まかな分け方をしているけれども、合計は 200％ になるはずだからである。この問題について、疫学者ロスマンは疫学の入門テキスト（オックスフォード大学出版）の中で次のように説明している。

> 「全ての疾病の全ての症例が遺伝原因と環境原因の両方から引き起こされているという主張は、非常に強力な主張である。それにも関わらず、疾病を決定づける全ての遺伝要因が考慮に入れられた

時、本質的に100%の疾病が遺伝すると言うことができ、その意味で、疾病のほとんど全ての症例が何らかの遺伝的な構成原因を持つことになる。飲酒運転をして木に激突するという自動車事故で死亡した人の遺伝的な構成原因は何だろうか？ アルコール中毒症のように精神的な問題につながる遺伝的特徴を思いつくのは簡単なことである。アルコール中毒症になりやすい遺伝的性質から、飲酒運転、そしてその結果としての死亡へと、順番につながっているのである。同様に、いかなる疾病も本質的に100%が環境によって引き起こされると主張することもできる。例え私たちがしばしば純粋に遺伝的と考えている病気に関しても、そのように主張することができる。例えば、多くの人々が純粋に遺伝的な疾病であると見なしているフェニルケトン尿症が挙げられる。それにも関わらず、もしフェニルケトン尿症が精神遅滞を引き起こす可能性のある疾病であると見なすのであれば、我々は適切な食事への介入により、この疾病を予防することができる。従って、我々はこの疾病が環境決定要因を持っていると言うことができる。いかなる疾病も100%の環境原因と100%の遺伝原因を持っていると主張するのは誇張であるかのように思えるかもしれないが、これは適切な近似である。我々は時間という制限のために多くの原因を操作することができず、管理可能な原因が環境原因か遺伝原因かのどちらかであると考え、通常その両方ではない傾向があるために、このような考え方が直感に反していると考えてしまう可能性はある」

　図7-1は、私たちがどのような病気において環境要因の方をより認識しているか、もしくは遺伝要因の方をより認識しているかという傾向を示しているにすぎない。もちろん縦軸の上限を100%にするのは間違っている。

　一般的に遺伝病と言われる病気で遺伝学の理論通りに100%発症し発現するものはないということはすでに述べた通りであるが、同じ年齢で同じように発症していくような遺伝病もない。これらのことは、遺伝病といえども環境要因の影響から全く自由であることはあり得ないということを示している。ロスマンのようにフェニルケトン尿症の例を挙げるまでもないが、遺伝病が発現するだけの十分な遺伝子を持っていると

しても、環境要因を調整することにより遺伝病の発症を遅らせたり、あるいはそれを究極にまで発症しないまま死を迎えるようにしたりも研究によって可能であると考えるべきである。

このような内的要因と外的要因との関係は、もともと宿主（内因）、環境、病因（細菌など）という3つの原因モデルで語られていた。その後このうち環境と病因が整理されて、現在では遺伝（内因）と環境（外因）との交互作用（gene-environment interaction）という考え方が提示されているのである。

> 演習問題7-1（疫学入門：ロスマン：オックスフォード大学出版より）：
> ある新聞記事に 糖尿病は遺伝的要因でも環境要因でもなく多要因によるものだと載っていた。また別の記事には大腸癌の半数は遺伝的なものと関係があると載っていた。この両方について批判しなさい。

実証と「真理」・メカニズム

「病気発生のメカニズムの解明」という類の言葉がよく聞かれる。このような言葉を聞いたとき、読者の皆さんは具体的にどのようなことが解明されると考えられるであろうか？ 私は、我が国で、この質問に答えられる人は医学研究者の中にもあまりいないと考えている。このような質問に限らず、我が国では「概念」と、「そのような概念を具体化する時には実際にどのようなことがなされたり生じたりするのか」ということに関して区別ができていない発言が目立つ。「メカニズムの解明」はその一つの典型である。メカニズムと聞くと、多くの人は昔のゼンマイ仕掛けで歯車だらけの時計内部の仕組みを思い浮かべられるのではないだろうか？ しかし、医学の世界でそのような仕組みを実際に目にすることはあり得ないということも、多くの人が納得するところであろう。だとしたら、メカニズムの解明とは具体的にはどのように明らかになることなのであろうか？

ノーベル医学生理学賞を受賞した利根川博士は遺伝子（DNA）から免

疫タンパクが作られるメカニズムの一部を解明したが、この研究は明らかに具体性のあるものであった（『精神と物質』文藝春秋社）。そして博士自身も、具体的にどのような結果が示されれば解明したことになるのかを意識して研究を続けられていたようであった。

ところが、私が日常の医学的議論において目にするメカニズムは、その具体性が乏しいのである。それどころか、その曖昧性を意識的に利用する人も実際にいる。例えば、一般的には「メカニズムは解明されている」と思われるようなことについても、さらに分子レベルや遺伝子レベルの話題を持ち出して「そのようなレベルでは解明されていない」と主張する。理由はもちろん、「解明されていない部分があるので因果関係はまだ分かっていない」と主張するためである。これは、どんなにメカニズムを明らかにしたとしてもまだ分からない部分があると言い逃れすることを可能にしている。

そのように主張する人たちは、因果関係が証明されるかどうか明らかになるとは、あらかじめ具体的に明らかにはされていないので、ミクロのレベルにまで話題をどんどん還元していき、分からない部分を指摘するのである。そして、「メカニズムが明らかになる」とはミクロのレベルまで明らかになることであると信じている人たちは、この議論に引きずられてしまう。ミクロのレベルまで明らかにすることに固執する姿勢を要素還元主義（Reductionism）と呼ぶ。この考え方の長所と短所に関しては、ここではあまり詳しく述べない。ただ、要素還元主義を「科学的姿勢」そのものであると勘違いしている人が我が国に多いことも指摘せざるを得ない。またこのことが、実際の社会で生じていることに対する対策や判断を遅らせる大きな要因になっていることも否定できない。

すでに述べたように、要素還元主義の一つの帰結である遺伝子レベルの研究も、疫学的方法論に頼らざるを得ない（例えば、榊佳之「私が考える未来：生命の生存戦略の解明を目指して」科学 2003：73；352-357 をご参照に）。一方悪質な要素還元主義者は、遺伝子レベルの研究でメカニズムが明らかになったとしても、次には分子レベル、原子レベル、量子レベルの研究を求めてくるであろう。そのようなことを明らかにしても、

第 7 章　因果推論

結論や判断の先延ばし以外には何の生産性もないことは明らかである。しかし、因果関係がはっきりすることを避けたい人たち（例えば公害裁判の被告やたばこ会社）は、このような手を使って永久に「因果関係は分からない」という議論を続けようとする。

　読者の皆さんにも、「『病気発生のメカニズム』が解明されたら真理が解明されたことになるのだろうか？」という問いについて、一度真剣にお考えいただきたい。

第8章

動物実験・疫学・基礎医学・社会

本章では、基礎医学と疫学との関係をめぐる話題を提供する。基礎医学で動物実験を行う場合には動物1匹1匹を単位に扱うので、同様に疫学的方法論に基づいて分析され、推論が行われる。なぜなら、疫学方法論は人間1人1人を単位としているからである。「1人」を「1匹」に変換して考えるだけである。ヒトでの疫学と最も異なる点は、屠殺による中断（トランケーション）があるという点である。

動物実験はヒトでの判断に絶対必要？

最近、電磁波による健康影響、特に小児の白血病や脳腫瘍への影響が懸念されている。そこで次のような本を見つけた。『電磁界の健康影響－その安全性を検証する－』（文光堂）という題名の本である。発行されたのは1999年10月で、税込み10,000円の大著である。編著は、いずれも退官後に有名大学の名誉教授となり、他の大学に再就職されたと思われる方々である。

この本の「はじめに」と「第一部、序文」には次のような記載がある。

「はじめに」
　　高圧送電線からの電磁界(電磁場)が健康に有害なのではないか、と問題提起されたのは1970年代であり、アメリカとヨーロッパにおいて、高圧送電線の沿線に住む人や、配電業務の従事者に、白血病や脳腫瘍の頻度が高まっているとの疫学研究から始まった。疫学研究によってある要因と影響との間の関連性が示唆されても、それは原因と結果の関係を示すとは限らない。電磁界が発癌の原因であるのか、ないのかは、実験研究によって確かめられなければならない。

「第一部序文　『電磁界の健康影響についての研究の展望』」、

　　電磁界が発がんの原因であるかも知れない、との疑いはほとんどすべて疫学研究に基づいている。疫学では、ある要因（この場合電磁界）とある疾患（この場合白血病など）との間に相関関係があることは確認できても、その要因が原因であることは、特別な集団発生

第8章　動物実験・疫学・基礎医学・社会

などの場合を除いて断定できない。電磁界が発癌の原因であるかどうかは、実験(津田注：恐らく動物実験であろう。人体実験は許されない上に、実施上コストと時間がかかりすぎるからである)によって確かめられなければならない。

　これではいくら高名な先生方の力作であっても、装丁が立派で高価であっても、最初のこれらの文章を読んだ途端もう中身を読む気になれない。なぜだろうか？　最初に誤った考え方が提示されているせいで、その後の記載が科学的な価値を失ってしまっているからである。
　電磁界が人体において発がんの原因であることを断定するために、動物実験による確認は必要条件ではないのである。これは、世界保健機関（WHO）の傘下の国際がん研究機関（IARC：http://www.iarc.fr）により取り決められている。なぜなら我々は人体における発がん影響を評価しているのであって、動物における発がん影響を評価しているわけではないからである。人体における発がん影響は疫学研究により評価されるのである。この高名な先生方は、物理的曝露と人体への影響との因果関係に関する基本的な考え方を全く理解されていないことが明らかとなってしまった。これでは専門家であるどころか、入り口から初歩的な勘違いをされている。もちろんこの立派な本には疫学的総説も書かれているが、「交絡要因」などの基本的な疫学用語に関する知識に誤解が散見される。このような内容では、疫学に関して全く「しろうと」なのではないかと疑問を投げかけられても仕方がない。

発がん物質はどのように決められているか？

　国際がん研究機関 IARC の取り決めについて、もう少し詳しく解説しよう。いわゆる「発がん物質」としては、アスベスト、ヒ素、クロム、放射性物質などがリストアップされていることはよく知られている。しかし、いったい誰がどのように「発がん物質」を発がん物質として指定するのかについては意外に知られていない。発がん分類は先進諸国の行政機関やアメリカ合衆国カリフォルニア州などでも独自に行われている

が、それらの発がん分類を行う際に参考にされるもっとも有名な発がん分類が、IARC による「ヒトに関する発がん分類」である。IARC が発がん分類を行う際のルールについては、IARC のモノグラフの最初に「前書き」として説明が書かれている。

　ある物質、あるいはある行為等のヒトにおける発がん性を知るためには、いくつかの方法がある。まず誰もが思いつくのは動物実験である。動物実験といっても多くの実験は動物への発がん性を検証しているのではなく、動物での発がん性からヒトへの発がん性を推論するために行っているのである。マウス、ラット、ウサギ、ハムスターなどの実験動物を2群に分けて、片方の群にはヒトへの発がん性を検証しようと思う物質が混ざったエサを与えたりそのような物質が混入した空気を吸わせたりする。もう片方の群にはその物質には触れさせないようにして飼育する。これを長期間続けて実験動物にどのようにがんが生じてくるかを観察し、2群間のがんの発生状況を比較する。

　第二次世界大戦前に、日本人研究者が世界で初めて動物実験で人工的にがんを発生させることに成功したことは有名である。動物実験を計画する時には動物の寿命が問題となる。寿命が長すぎる動物ではコストがかかるし、人間に近い種の動物であればあるほど値段が高く、実験に使うことに対する非難の声も挙がる。その一方でどんなに人間に近い種を用いたとしても、「ヒトとは種が違うので、動物実験の結果はそのままヒトには応用できない」という批判も出てくる。

　次に挙げる方法は、様々な培養細胞にヒトへの発がん性を検証しようと思う物質を触れさせて、その物質に触れさせない培養細胞と比較して細胞の遺伝子などに起こる異常発生にどのような違いが生じるかを比較し観察する研究方法である。これは変異原性試験と呼ばれている。カリフォルニア大学のエイムス博士によって、細菌を使ってこの変異原性試験を行う方法論が確立された。「エイムス法」と名付けられたこの方法論は、発がん性をいち早くキャッチできる方法として広く用いられている。しかし動物実験に比べて手軽に行えるこのような方法でも、「細菌や細胞は現実に生きているヒトとは大きく異なる」という批判からは逃

れられない。動物実験の方がまだ重要視されているようである。エイムス博士自身も、「疫学以外の生物科学の発展は疫学研究にさらなる知見を加えることができるけれども、疫学研究に取って代われることはできない」と認めている。

　動物実験や変異原性試験以外にも様々な方法が工夫されているようであるが、きりがないので疫学の話題にもどる。何度も言うように、ヒトを直接観察してデータを得る方法論が疫学である。方法論の概要に関してはすでに紹介してきたとおりである。2001年末の我が国の総合規制改革会議で、第一次答申として「科学的根拠に基づいた医療（EBM）」を取り上げたが、この「科学的根拠」を提供するのが疫学的方法論である。このような政府答申を挙げるまでもなく、疫学は医学における科学的判断の根拠となっている。

　さて、動物実験と疫学研究とでは、結果が7割方から8割方しか一致しない。動物実験研究と疫学研究の両方の方法論による証拠が一致している場合には、因果関係があるということに問題はない（例えば喫煙と肺がんはこれに相当する）。一方、食い違いが生じる場合には疫学的証拠を最優先することをIARCは明記している。例えばヒ素の代表的化合物である三酸化ヒ素（亜ヒ酸）は、疫学研究では充分に発がん性を示しているのに、動物実験では発がん性を示さなかった。それにも関わらずIARCはヒ素をヒトへの発がん物質（グループ1）として分類している。なぜならば、IARCの発がん分類はヒトへの発がん性を問題にしているからである。

　言い換えれば、ヒ素のような例では疫学的証拠だけで充分であるということであり、動物実験などの他の証拠がどのような結果を示そうとも、また他の証拠で発がん性が示されていなくても、グループ1（その物質［混合物もしくは曝露環境］は人体に対して発がん性がある）に分類される。つまりこれは、「『ある特定の物質が人体に対して発がん性を示すかどうか？』という問いに対する、間接的というよりもむしろ直接的な答えは、疫学的方法論を使った人体に関する研究からのみ得られ、疫学は症例報告もしくは統計を用いた探索的な研究結果や動物実験結果に動機づけら

れて行われる」(IARC が 1990 年に出版したがんの原因に関する本から引用)ということを意味している。

グループ 1 以外にはどのような分類があるのかというと、グループ 2A(その物質[混合物もしくは曝露環境]は人体に対してたぶん[probably]発がん性がある)、グループ 2B(その物質[混合物もしくは曝露環境]は人体に対して発がん性のある可能性がある[possibly])、グループ 3(その物質[混合物もしくは曝露環境]は人体に対して発がん性があるとは分類できない)、グループ 4(その物質[混合物もしくは曝露環境]は人体に対してたぶん[probably]発がん性がない)といった 5 種類の分類がある。

疫学研究と動物実験との結果がそれぞれヒトへの発がん性に関して充分な証拠を示しているか否かによって、問題となっている物質[混合物もしくは曝露環境]がどのように分類されるかを、大まかに表にしてまとめると、表 8-1 のようになる。

◆表 8-1 疫学研究と動物実験の結果によるヒトに対する発がん性分類の概要

動物実験 疫学研究	Sufficient	Limited	Inadequate	Lack
Sufficient	グループ 1	グループ 1	グループ 1	グループ 1
Limited	グループ 2A	グループ 2B	グループ 2B	グループ 2B
Inadequate	グループ 2B	グループ 3	グループ 3	グループ 3
Lack	グループ 2B	グループ 4	グループ 4	グループ 4

注:Sufficient:充分な発がん性を示している
　　Limited:発がん性に関して限られた証拠しかない
　　Inadequate:発がん性に関して不適切な証拠しかない
　　Lack:発がん性がないことを示す証拠がある

表 8-1 から、ヒトに関する発がん性分類に関しては、疫学研究の結果が決め手となっていることが読み取れるであろう。ただ近年になって若干の例外が生じている。動物実験では充分な証拠があるものの疫学研究に関しては限られた証拠しかないという、本来ならば表 8-1 のグループ 2A に分類されるような物質がグループ 1 に分類される例が設けられたのである。例えばダイオキシンなどはその例である。IARC はその理

由として、疫学研究以外の研究結果で発がん性のある証拠が非常にはっきりしていることを挙げていた。しかしこのような例外が生じたとしても、国際的な会議で最も重視されていることが疫学研究による結果であることに全く変化はない。なぜなら、私たちが問題にしているのはヒトにおける発がん性であるからである。

細菌学・ウイルス学とアウトブレイク調査

食中毒や感染症のアウトブレイクのところですでに書いたが、食中毒や感染症のアウトブレイクにおいて病因物質（細菌やウイルス）が食材や感染源から検出されることは、対策を取るための必要条件ではない。すなわち、病因物質の検出がなくても食材や感染源と発症との因果関係があると判断されるのである。ここではこの問題に関してもう一度確認を行い、やや深く掘り下げてみる。

問題を単純化して説明するために、ここではアウトブレイクを食中毒事件として説明する。病因物質は細菌で、症状は下痢や嘔吐という消化器症状とする。そうするとこれまでの議論は、細菌が食材から検出されなくても食品衛生法に基づく原因食品の回収命令や原因施設の営業停止ができるのかどうかという話題に転換できる。この答えはすでに説明したように、「できる」である。実際に、町中の食堂や仕出し弁当会社が原因施設である場合には、食品・食材から細菌が検出されなくても営業停止の措置が執られている。そもそも食品衛生法ができた頃は細菌の検出に数日を要したはずなので（現在でも検出に1～2日かかる細菌がある）、食品や食材からの細菌の検出を待たなければ、営業停止にできないとなれば営業が延々と続き、食中毒患者も増え続けることになる。また、未知の細菌である場合にはそもそも細菌が検出されること自体が当面不可能であるので、細菌の検出が営業停止命令を出す条件であれば悲惨な結果が待ち受けることになるのである。食中毒事件が起こった時にどうすればよいかと言うと、これまでに説明したように2かけ2表を作成して、オッズ比などの疫学指標が上昇した原因食品や原因施設を原因と判

断し、対策を取るのである。しかしながら、一般には食材からの細菌の検出が決め手であるという幻想が根強くあり、食材からの細菌検出がなければ対策を取れないと信じている人が多いのである。この点に関しては人命に関わることなので、実際に実務を担当しておられる方々には今一度ご確認いただきたいと思う。

　既に書いたように、疫学調査も含めたアウトブレイクへの対応は一つの技術として成り立っており、国際的なネットワークが構築されて、アウトブレイクへの対応ができる人材を量産している国々もある。

　余談になるが、全国には約80の大学医学部（医科大学を含む）がある。そこにはたいてい細菌学講座やウイルス学講座が存在する。これらの講座が食中毒事件や感染症のアウトブレイクの対応・対策の、研究・教育をしているかというと、そのような講座は皆無に等しい。それでは、行政対応を行うという観点で、同じく医学部の衛生・公衆衛生学講座がそのようなアウトブレイクの対応に関する研究や教育をしているかというと、これまたほとんどない。岡山大学以外では数校あるかないかといったところである。ここ数年国立感染症センターにおいて、CDCから教官を招いてアウトブレイクの対応に関する2年間のトレーニングコース（実地疫学トレーニングプログラム日本）が実施されているが、現在のところ十数名の卒業生しか輩出していない。また、岡山市は毎年全国の食品衛生監視員を対象に食中毒事件における疫学研修会を開催しているが、これを受講した人は2002年度末現在300人を越える程度である。なお、この人たちのほとんどは医師ではない。すなわち、日本の医学部卒業生は食中毒や感染症のアウトブレイクの対応についてほとんど何も知らずに卒業しているのである。アウトブレイクへの対応には院内感染という臨床上極めて重要な問題も含まれるにもかかわらず、これが実態なのである。これはわが国の医学部に特徴的な現実である。それならば日本の医学部では何を研究したり教えたりしているのかということになるが、そのことに関しては日本の医科学の特徴の話にまでなるので、ここで深入りはしないでおこう。

　このような状況下ではしばしばおかしなことが生じる。ある程度の規

第8章　動物実験・疫学・基礎医学・社会

模の集団食中毒事件が生じた場合、「学識経験者」と呼ばれる大学医学部の先生たちをも含んだ対策委員会が組織される。そして行政が行った原因調査や対策などが適切であったかどうかが審査されるのである。ところが当の先生方よりも、その先生方に対して行政を代表してご説明さし上げる担当技官の方が、アウトブレイクの対応に関してよく知っていたりするのである。意見をうかがう方が意見を述べる方よりよく知っているという奇妙な光景が実際に起こる。行政の中味をよくご存じの方は「これは別にアウトブレイクの対応に限ったことじゃないよ。行政における『学識経験者』なんてそんなもんだよ」と言われるかも知れない。あるいは記者クラブで長い時間を過ごされた記者さんたちもそう言われるかも知れない。しかし一般の人にとってはやはり奇妙なことであろう。

病理学と疫学

　病理学を、医学の神様のように感じたことのある医療関係者は多いと思う。臨床においてがんであるかないかは、臨床医たちによって採取された患者の細胞や臓器片（組織という）から、病理学者や検査技師ががん細胞を見つけられるか否かで最終的に決定されるからである。すでに述べたことであるが、病理検査とはよく考えると、情報バイアスの中の疾病診断の誤分類を少なくしているのである。従って、病理学は因果関係の問題にまでは踏み込んでいない。採取した組織を調べていて病因物質までオマケに観察できた場合には、そのがん組織とその病因物質は因果関係があるというような判断が下される稀な例（実際はこの判断は頻度を考慮に入れていないので誤っていることもあり得る）もあるかもしれないが、通常はそのようなことは稀である。がん細胞を見つけることと因果関係を判断することとは別なのである。病理学が疾病診断の感度あるいは特異度を上げているのであれば、それは表6-4の疾病の誤分類に関するレベルにすぎない。病理診断と原因との因果関係を探るためにはこの2つに関する2かけ2表を作成し、原因と病理診断との関連について

疫学指標を算出しなければならない。これを2かけ2表にしたものが以下の表8-2である。ただしこれは、前章で説明した横断研究デザイン（有病割合を用いた2かけ2表）である。

◆表8-2　病理データに関する因果関係を推定するための2かけ2表

病理診断	原因・曝露		合計
	あり	なし	
陽性	a人	b人	a＋b人
陰性	c人	d人	c＋d人
合計	a＋c人	b＋d人	a＋b＋c＋d人

この2かけ2表を症例対照研究デザインにおいてもコホート研究デザインにおいても組み立てることができることは、すでに説明したとおりである。我が国には医学における因果関係を病理学だけで決定づけることができると信じている人が未だに多い。皆さんはこの点について注意していただきたい。

社会と疫学者

このように述べてくると、疫学は医学上の判断に関する社会の様々な場面で重要な役割を果たしていることがお分かりいただけると思う。

海外ではかなり前から企業や行政が優秀な疫学者を求めてスカウトに乗り出している。私も十数年前にアメリカで、企業による疫学者のヘッドハンティングが行われている場面に出くわしたことがある。疫学理論を理解し、疫学論文や報告書を読みこなすことや、疫学調査を行うこと、疫学分析をすること、疫学に関する報告書を作成することができる疫学者を、どこの会社もほしがっていたのである。このような実態は我が国ではほとんど知られていない。その日本でも、公害裁判において疫学者が疫学証人として重要な役割を果たしてきた。ところが驚いたことに、公害の代表格である水俣病裁判では疫学的な議論がほとんど行われなかったのである。政治解決がなされた後の関西水俣病訴訟控訴審におい

て、ようやくその議論が始まった。それは1990年代後半になってからのことであった。そして通常の公害問題に近い判決が2001年4月27日、大阪高等裁判所で下された。

　海外の疫学者の間では「疫学者は社会に対してどこまで発言するべきか？」という議論がしばしば起こる。これには大まかに2つの意見がある。一つは、「疫学者は行政担当者や市民（すなわち「社会」）に対して疫学研究の結果が示す数値の意味と、その背景となる方法論を分かりやすく説明するべきであり、それ以上の「判断」は社会が行うべきである」という意見である。これは私が本書においてしばしば引用したロスマンが取っている立場である。もう一つは、「疫学者は積極的にリーダーシップを発揮して、判断に関しても積極的に意見を述べるべきである」という意見である。これはこれなりに非常に説得力のある意見である。疫学者も市民自身であり、数値の意味することを歴史的・理論的に知っているからという理由であろう。意外に思われる方も多いが、私がこれまで社会に対して取ってきた立場はロスマンの立場に極めて近いものである。このような議論についても実際には社会の中で対話することにより方向を定めていかねばならないが、我が国の社会はまだそこまで熟していない感が強い。また先進諸国と比較してみると疫学者の人材不足が極めてはなはだしい。

　次章では法律と疫学の問題について説明をする。

第9章

法律と医学

アメリカ合衆国で法廷において疫学が用いられることが年々増えている実態が、1991年にアメリカ公衆衛生学雑誌で報告されていた。一方、我が国では現在に至るまで、環境曝露などの様々な曝露がヒトへ及ぼす影響に関する因果関係において、疫学が最終的で直接的な証拠としての役割を果たしていると公表した国際がん研究機関（IARC）のような考え方がほとんど知られていないままである。そして法曹界では未だに、疫学は原告が負っている因果関係の立証責任を軽減する手段としてしか知られていない。従って、ほとんどの疫学者がちまたで生じている医学における因果関係に関する数多くの裁判に関係することはほとんどない。そして、疫学をほとんど勉強したことのない法律学者が疫学に関してとても正しいとは言えない考え方をまき散らしていることも知らされていない。

一方、アメリカ合衆国では多くの疫学者が裁判での証言を「名誉なこと」と考えて、私たちも知っているような有名な疫学者が進んで法廷で証言し、その内容について学会誌などに発表している。スウェーデンなどの北欧諸国やイギリスなどでも政府が積極的に市民や労働者の求めに応じて疫学調査をおこない、その結果を政策に反映している。

ここでは、あまり白黒をはっきりしたがらない日本社会の中にありながら、因果関係がそれなりに争われる法廷での医学に関する因果関係や疫学の問題に若干触れることにする。

判例主義の罠と権威主義について

法律の世界は判例主義であるという言葉をよく聞く。私は以前からしばしば耳にする「画期的判決」という単語が気になって仕方がなかった。しかしこれは判例を打ち破る判決が出たという意味であり、判例主義の裏返しにすぎないのではないかと考えている。自然科学の世界では、まじめな研究者が新しい知見を手にしようと研究に熱中している。新しい知見とはすなわち教科書の書き換えであり、前例の書き換えである。従って、自然科学と判例主義とはそもそも根本的に相容れない部分があると

思う。自然科学と法律が最もぶつかり合う世界の一つが、医学における因果関係、すなわち疫学である。そして近年、疫学研究の発達は速度を増している。法律の世界が今後も過去の判例を参考にして判例主義を守るとしても、このような科学的進歩を取り入れないわけにはいかないと思うのである。判例主義を語る時、自然科学の進歩と判例主義との矛盾が法律の世界で真剣に論じられたことがあるのだろうかと疑問に思うことがある。

次に、これまたしばしば問題になる権威の重視について触れてみる。福岡高等裁判所で、じん肺症と肺がんとの因果関係をめぐる裁判が行われた際には、非常に興味深いことが生じた。因果関係を認めようとしない被告側（国、当時の労働省）は因果関係に関する証人を立てることもせず、裁判は結審を迎えた。被告側が出す意見書は肩書きは立派だが具体的なデータはなく、内容的には貧相なものであった。しかしながら判決では、何と被告側の因果関係に関する主張が勝ってしまった。そしてその勝訴については最高裁までもが支持したのである。一方、疫学研究の結果はどうであったかというと、研究計画が誤っている少数の研究を除いてはじん肺と肺がんとの因果関係が明瞭に認められたものばかりであり、IARC も、グループ 1（表 8-1 参照）の分類に属するという判断を下し、じん肺の原因となる粉じん曝露と肺がんとの因果関係を認めていたのである。裁判所というところが肩書きや前例に如何に弱いかという好例であろう。その 2～3 年後で、厚生労働省は方針を変えてじん肺と肺がんとの因果関係を認める政策に変更をした。最高裁判決は誤っていたのである。権威主義というのは裁判で敗訴した側の言い訳にすぎないと思っていた私であったが、この件で権威主義を目の当たりにし、自らの考えを転換せざるを得なかった。

東大ルンバール判決

法廷での因果関係を語る際によく題材にされる判決がある。この判決は、昭和 50 年 10 月 24 日に最高裁で下されたもので「東大ルンバー

ル判決」と呼ばれている。これが有名な理由は、判決の中の事実的因果関係の立証に関して「訴訟上の因果関係の立証は、一点の疑義も許されない自然科学的な証明ではなく、経験則に照らして全証拠を総合検討し、特定の事実が特定の結果発生を招来した関係を是認しうる高度の蓋然性を証明することであり、その判定は、通常人が疑いを差し挟まない程度に真実性の確信を持ちうるものであることを必要とし、かつ、それで足りるものである」と判示している部分があり、ここが、その後の判決や法廷での主張においてしばしば引用されるからである。

　法律上のことではあるが、医学における因果関係を考える上で、上記のルンバール判決は以下の区別するべき点を整理し切れていないと言える（ただ、昭和 50 年頃の知識レベルではこれも無理のないことと思われるが）。つまり、①一般的な因果関係の有無の問題、すなわち定性的問題と、②②その因果関係が存在する場合、それが曝露者（例えばたばこ病訴訟の場合、能動喫煙）であり当該疾患の罹患もしくは死亡者（例えばたばこ病訴訟の場合、肺がん）が、当該曝露により発症した蓋然性（確率）はどの程度であるかという定量的問題、との 2 点を区別できていないのである。

　この 2 つの問題に関しては、疫学データが存在する場合、疫学研究結果から得られることであるとすでに説明してきた。たとえ裁判であっても医学に関する問題が争点になっている限り、因果関係論は疫学的因果関係論を一応踏まえたものであるべきであると私は考えている。

　①の因果関係があるかないかという定性的問題に関して吟味してみよう。これは疫学的指標が実際にデータとして示され、例えばオッズ比のような相対指標が確かに 1 を上回ると考えられる時には因果関係があると判断され、オッズ比が 1 あたりに落ち着くと考えられる時には因果関係がないだろうと判断されるのである。この点については、この本を読んでこられた方にはもう理解していただけると思う。

　②の定量的問題に関しては、オッズ比などの相対危険度が高ければ高いほど、その曝露がなければ問題となっている病気が発生しなかったと思われる確率が高くなるのである。これは裁判所が通常求める「あれなければこれなし」という確率を疫学データから算出する。もちろん、参考

にする疫学データは誤差・バイアス等がよく吟味されることが好ましい。

　解き明かしてみると何のことはないというくらい簡単な問題であり、先進諸国の法廷であればかなり常識になっている事柄なのである。世界保健機関（WHO）と国際労働機関（ILO）との合同委員会も、すでに1989年の作業関連疾患に関する報告書で同様のことを明確に述べている。しかし我が国の法廷においては現在でもまだ常識とはなっていない。このあたりの現状やなぜそういうことになったのかという探究についてはこの本の範疇をはずれると思われるので、このあたりで止めておく。

　なお、この東大ルンバール事件に関する裁判は１例の医療事故の問題なので、この事件自体の疫学データは存在せず、また法廷でも同様の事故の疫学データは提出されていなかった可能性がある。実際には、疫学データが不十分な場合でも判断を迫られることがある。例えば、ある薬の投与後に、副作用と思われる非常に重篤な症状が生じたというような場合、どのように因果関係を判断するかという問題が生じる。これなどは、薬剤疫学における非常に重要な課題であり、薬剤疫学のテキストでも多くの紙面が割かれている。従って、東大ルンバール事件自体は、そのような個別副作用事例問題の判断を要求される事例に近いものではないかと考えられる。

◆最高裁二小法廷　50.10.24　判決（いわゆる東大ルンバール判決）
　　　　　上告人（原告）は、三歳のとき化膿性髄膜炎のため、昭和三〇年九月六日東大附属病院に入院し治療を受けたが、同月一七日担当医が上告人に対し治療のためルンバール（腰椎穿刺による髄液の採取とペニシリンの髄腔内注入）を実施したところ、その一五分ないし二〇分後突然嘔吐やけいれんの発作が起き、続いて右半身まひや言語障害、知能障害が発生し、後遺症として現在も残った。上告人は、これはルンバール施術のショックによる脳出血が原因であり、担当医師のルンバール実施又はその後の看護治療上の過失によるものであるとして、国家賠償法により右医師らの使用者である国に対し、一、九五七万円余の損害賠償請求をした。これに対し、被上告人（被告）国は、本件発作とその後の障害は、化膿性髄膜炎の再燃に因るものであって、本件ルンバールとの因果関係は存在しないし、また、右

ルンバールないしはその後の看護治療につき医師の過失は存在しないと否認した。
　第一審の東京地裁は、症状、治療の経過等に照らし、上告人の本件発作と障害は、他に本件発作の原因となるべき特段の事情が認められないかぎり、本件ルンバールに起因する脳出血が原因であると推定するのが妥当であると判断した。しかし、担当医師らの過失は、ルンバール又はその後の看護治療の点でも認められないとして、結局、上告人の請求を棄却した。第二審の東京高裁は、本件発作と病変の原因が本件ルンバールの実施に因るものとは断定し難いとして、上告人の控訴を棄却した。これに対し、上告審たる本判決は、因果関係について、一般的に、訴訟上の因果関係の立証は、一点の疑義も許されない自然科学的証明ではなく、経験則に照らして全証拠を総合検討し、特定の事実が特定の結果発生を招来した関係を、その真実性につき通常人が疑を差し挟まない程度に高度の蓋然性をもって立証することをもって必要にして十分である旨を判示したうえ、患者の病状、治療経過等原判示の事実関係のもとでは、他に特段の事情が認められないかぎり、右発作による障害と本件ルンバールとの間に経験則上因果関係を肯定するのが相当であるとし、原判決を破棄し、医師らの過失につき審理を遂げさせるため本件を原審に差し戻した。

法的因果関係と疫学的因果関係

　結局、「医学における因果関係」と言うと難しそうに聞こえるが、疫学データを読めば誰にでもそれなりに判断ができることなのである。
　「医学における因果関係では疫学研究の結果が最も重要な証拠を提出するのですよ」と、私が強調すればするほど、法律関係者から言われる言葉がある。「先生、医学的因果関係や疫学的因果関係と、法的因果関係とは違うのですよ」。私はすかさず、「では法的因果関係とは具体的にはどのようなものですか？」と切り返すのだが、この質問に答えられた人はいない。「違う」ということで議論を進めたいのに、具体的にどのように違うのかが答えられないのである。その理由は、法的因果関係と

いうものが具体的にどのようなものかであるのかについて、法学関係者の間で正面から議論された形跡がどうやらなさそうである。

法学部にはだいたい法哲学というものがあり、法学部出身者は皆さん受講されているようである。因果関係というのは、長年哲学者たちが格闘してきた課題の一つであるが、その中でイギリス経験論の哲学者ヒュームの提起した問題は非常に重要である。ヒュームの名は高校の社会科の教科書にも載っている。ところが法学関係者にヒュームの問題に関して尋ねても、ヒュームという名前すら知らないという人ばかりなのである。どうやら法哲学の講義では因果関係について議論されていないようだ。ここでも、法学部や法律の世界にギャップを感じる。

判断としての法廷

法廷では、公害問題における個人への損害賠償だけでなく、操業差し止め訴訟などというセッティングがありうる。他に、アメリカ合衆国では石油関連会社が国（連邦政府）を相手に、環境保護局（EPA）が設定した大気汚染に関する新しい環境基準が厳しすぎると訴える訴訟も起こった。これらの様々なケースにおいても、疫学データとその分析結果が用いられる。個人への損害賠償訴訟なら、ILOやWHOの委員会が示したように判断の仕方を疫学理論に基づいて定式化し、だいたいの線で集約してゆく方法もあるかもしれない。交通事故においては当事者双方の負担割合をまとめた本があるくらいである。しかし我が国の場合、ある有害な曝露を放出している事業所の差し止めと個人への損害賠償とでは、たとえ適用結果が異なったとしてもその判断の根拠には同様に疫学データがある方が説得力がある。

問題は、人体への曝露影響が関係するような事件においては、まずヒトのデータを参考にし、それから様々な要素を加味して判決という判断に至るという大前提がまだ認められていないところにある。従って、我が国の法廷ではその大前提に基づいた蓄積がまだ始まっていないのである。この点も法律の世界の先生方に是非がんばっていただきたいところである。

個人への適用

　疫学が複数、あるいはしばしば多数の個人データを分析して結果を出す方法論であることは、これまで述べてきたとおりである。しかし、これをもって「個人」と「集団」が対立して相容れない概念であるかのように取り扱い、法廷で「疫学は集団のデータを取り扱う学問なので、これを個人における因果関係に適用することはできない」と主張する弁護士がいまだにいる。これは明らかに間違いである。なぜなら、疫学データを個人に適用した判断が実際に日常的に行われているからである。どのようなことかというと、例えば薬が効くという知見は疫学データから得られたものであるが、医師がその薬を目の前の患者個人に適用するという行為を、日常的に行っているのである。科学的根拠に基づいた医学（EBM）でも、日常医療すなわち個人個人の患者さんに医療を施行する場合には疫学データを参考にしなさい、と言っている。天気予報でも、過去の膨大なデータの集積を明日という一日の天気の予報に適用している。日常的にデータの集積を個々に当てはめている例など挙げればキリがないのである。そもそも、確率というゼロから1に分布する不自然な数も、集団データを個に適用するために計算されている。

　また裁判というものは、本来個人個人が原告になって個別に争うものである。そして各原告ごとに因果関係が論じられるのである。もし疫学データの個人への適用がなされなければ、原告は因果関係を論じようがない。そしてこのような弁護士に限って「動物のデータを人間には適用できない」と言うのである。しかし、このようにして証明しろと自ら考案した具体的な方法論を示すことも決してしないのである。疫学データが裁判で日常的に持ち出されている諸外国の弁護士が聞いたら笑い出しそうな議論である。東洋の小国の、しかも法廷という世界の中でしか通用しない論理である。このような議論を実際にやっているのが、日本国が株の半分以上を保有する某有名タバコ会社なのである。大株主さんには是非ともしっかりしていただきたい。

第10章

困った困った発言集

今日ではインターネットの発達により情報の収集が容易になって、専門家のありがたみが薄れてきている。疫学の医学における役割というのは、このインターネットとパソコンの使い方のようなものである。つまり疫学は方法論、すなわち道具なので、使い方さえ分かれば皆さんにも疫学情報を直接仕入れたり、それなりの疫学調査研究ができるようにもなる。医師免許証はもちろん必要条件ではない。しかし若干丁寧な勉強が必要である。そして一度ある程度の疫学の方法論が身につくと、医学部の教授とですら対等に議論できるようになる。科学的根拠に基づいた医学・医療 EBM の魅力は、なんといってもこの点が受けているのだと思う。

　わが国にはこの間に疫学を勉強してこなかった医学関係者がほとんどである。戦後 60 年近く経つ間に、疫学は理論面・応用面ともに急速な発達を遂げた。その結果どうなったか？　水に浮いた一塊りの木ぎれは、川の流れの速いところにさしかかると木ぎれはそれぞれバラバラになってしまう。つまり医学部出身者でも、疫学の言語の意味と概念がどんどん更新されるなかで、現代の医学の文脈から取り残される可能性がいつもつきまとう。これは本人がそれと気づいているか否かは別の問題である。私も例外ではないかも知れない。油断をしているとプレートテクトニクスを知らない地質学者になりかねない。

　疫学について良くご存じのはずの偉い先生方のお言葉を聞いていても、時々、ドキッとすることがある。あれっ？と思って困ってしまうのである。なぜこんなことをおっしゃるのかなと立ち往生するのである。気をつけていても、誰しもがついつい日常や習慣に流されて、とんでもなく時代遅れなことを言ってしまうことがある。ここではそのようなキーワードをいくつか挙げてみよう。勉強していないといっても様々なレベルがある。また勉強している、していないという以前の問題外のレベルもある。ここでは問題外の例、やや初歩的な例、初歩的ではないにしてもやや時代遅れの例と 3 つのレベルに分けてご紹介しよう。

　　　　すべての書かれたもののなかで、わたしが愛するものは、血で書

かれたものだけだ。血をもって書け。そうすればあなたは、血が精神だということを経験するだろう。
ー「ツァラトゥストラはこう言った」（岩波文庫：F・ニーチェ）より、「読むことと、書くこと」

　そんなことが言えるわけがないと自分で思いつつも、私はこの文章を「疫学研究も血をもっておこなえ」と密かに読み替えている。疫学に関する文章は、常に批判的に読むべきである。国内では面と向かって批判を被る心配はないが、疫学理論は批判を受けることによって発達してきたものである。疫学だけでなく、科学、科学哲学というものは批判精神の賜物であるから、海外の練りに練られたテキストをも含めて、批判的に読むという原則を私たちは忘れるべきではないと思う。もちろん本書もその例外ではない。

問題外の例

専門医が作ったから
　疫学が専門というある年配の学識経験者が、公衆衛生関係の雑誌に次のような文章を書いている。「裁判の結果に腹を立てるばかりでなく、疫学をもっと国民に理解してもらう必要があります。疫学的調査の結果が裁判官の判断に使われるのは結構ですが、今回の判決のように疫学が科学的ではないとゆがめて解釈されるのは問題です。過去にも、水俣病裁判時に15人の専門家がつくった診断基準を裁判官が勝手にかえたことがあります。適用方法を裁判で決めるのならわかりますが、基準自体をかえてしまう国は世界中どこにもありません。これは一裁判官の問題ではなく、ニュートラルな専門家の入ったコンサルタントシステムのない日本の裁判制度の問題です」（「疫学とは何か」『公衆衛生情報』2002年6月号21-31頁所収）。
　一見もっともな意見である。「疫学をもっと国民に理解してもらう必要がある」、その通りであり、この本の目的もそこにある。「疫学的調査の結果が裁判官の判断に使われるのは結構ですが、今回の判決のように

疫学が科学的ではないとゆがめて解釈されるのは問題です」、その通りであり、疫学こそが医学における因果関係を科学的に判断する証拠となるのである。問題はその次である。

　「過去にも、水俣病裁判時に15人の専門家がつくった診断基準を裁判官が勝手にかえたことがあります」と書いてある。しかし「専門家が作った診断基準だから」正しいとか科学的と言えるのではなく、データがきちんと集められて、その証拠に基づいて作られてこそ、科学的な診断基準と言えるのである。そもそもこの「15人の専門家」には疫学の専門家は含まれない。公害問題でも食中毒事件でも事件処理をおこなった経験はほとんどなく、学会を代表して選ばれたわけでもない人たちなのである。そして彼らは科学的データも持たず根拠となる文献を示すこともなく、診断基準を作ったのである。もちろんその診断基準を学会発表したり国際雑誌に投稿したりして、他の学者の意見を求めたわけでもない。こっそりと作ったのである。そのような診断基準を裁判官が批判したことがなぜ悪いのであろうか？　根拠があるとかないとか、現実に即しているかどうかなどということは、いくら医学が門外漢とはいえ裁判官でも見抜けるだろう。専門家でもない専門家が作った診断基準の存在も一因となって、水俣病事件は1万人に余る未認定食中毒患者を生み出すという大失態をおかしたまま今日に至っている。日本精神神経学会は、水俣病事件における診断基準に関して学会として唯一自らの学会誌で言及している。データと根拠と文献とを明らかにした上で水俣病の診断基準が「医学的に誤っている」と明言している。

　疫学が専門のはずの学識経験者は続ける、「疫学の一般への理解のためには、住民により近い公衆衛生の関係者がアイデアを出すことが必要です。また、社会教育として、マスメディアの努力も必要でしょう。疫学者にも実証的な経験の積み重ねでより信頼性の高い学問にする努力が求められます」。おっしゃることはごもっともである。しかし、専門家が作ったから裁判官は従え、などと「専門家」の中身を具体的に問うこともなく主張されるようなご自身こそが、我が国社会における疫学への信頼を低下させている張本人ではないか。

第10章　困った困った発言集

○○学神様・権威、○○学日本一

　他の学問分野でも見られるが、○○学の権威という言葉が一人歩きすることがある。しかし、なぜその人が○○学の権威なのと聞きたくなることもある。たとえば最近の話であるが、産婦人科の権威と言われる人が不祥事を起こしたとテレビで報じられていた。新聞にもその人が産婦人科の権威と書いてあった。しかし、安全なお産をして婦人科領域の病気を治療するのに関して、どのようにすれば「権威」というものを身につけることができるのだろうか？　手術の腕前ということであれば、市中病院で例数をこなしている産婦人科部長の方が、よほど巧いであろう。ならば、産科もしくは婦人科の研究領域で、すぐれた研究業績を挙げれば「権威」なのだろうか？　例えばノーベル医学生理学賞をもらった利根川進氏の業績を疑う人は誰もいないが、彼を「免疫学の権威」と呼ぶ人はいなかった。もちろん、ご本人もそうは思っておられないだろう。そもそも研究と日常臨床は異なる。また、日常臨床で求められる幅広い知識と研究業績とでは少なからずズレがあることはしばしばある。このように考えると「権威」というのは「なぜだか分からないが偉い人」の言い換えではないかと思うことがある。そして「権威」と言われている人で具体的な研究が何なのかが不明であることに、しばしば出くわす。

　さて疫学の範囲に限ってみよう。我が国では疫学者の数は少ない。従って、がんの疫学や循環器の疫学のように大きな領域を除けば、いつの間にか、○○疫学日本一ということになってしまうことがある。私も気づけば「ヒ素による健康影響の疫学調査」ではまれな存在になっていることに気づいたことがある。しかし、狭い分野になればなるほど、研究者は少なくなるので、日本一ということを言っても仕方なくなることも事実である。ナンバー・ワンとオンリー・ワンは似ているけれども異なる。別にオンリー・ワンではなく、ナンバー・ワンになれと言っているのではない。そもそもナンバー・ワンと言ったところでたくさんの尺度があるから決めるのは難しいのである。オリンピックのように勝ち負けが明白に決まるものではない。問題は、「日本一」という呼び方が一人歩き

している場合にチェックが必要なのである。

　何度も本書で論じているように疫学というのは、医学のあらゆる分野と関係しているので、様々な分野と連携して研究を進めざるを得ない。従って、一つの分野のナンバー・ワンであることよりも、各分野との適応が求められることが多い。もともとナンバー・ワンと日常の疫学とはあまりなじみがない。

　また、ナンバー・ワンといったところで研究内容がおもしろく役に立つものでなければ、応用科学の一分野である医学では、何のための専門か分からなくなる。論文を生産する以外の研究の目的が分からなくなるのである。そうなると専門内容と日常との乖離が生じる。例えば、産業医学の専門家といったところで、十何年も勤務し続けてきたスタッフを周囲の反対を押し切り何の理由もなくいきなり解雇する場合だってあり得る。本人たちの衝撃はあまりあるものであろう。このような時、産業医学に「すぱっと解雇する産業衛生」という分野が成立するのだろうかと屈折して考えでもしない限り、納得できるものではない。

　　　　学者たちをも警戒するがいい！　学者たちはあなた方を憎悪する。かれらは非生産的だからだ！　学者たちはつめたい乾いた目をしている。かれらの前では、すべての鳥が毛をむしられてころがっている。
　　　　学者たちは、嘘を言わないといって威張っている。しかし嘘をいう力がないというだけでは、真理への愛には、ほど遠い。用心が必要だ！
　　　　熱病にとりつかれぬというだけでは、認識と呼ばれるには、ほど遠い！　わたしは冷え切った知性に信用をおかない。嘘もつけない者は、何が真理であるかを知らない。
　　　　－『ツァラトゥストラはこう言った』(岩波文庫)より、「『ましな人間』について」

　疫学者もまた警戒するべき対象である。もちろん、本書に対しても警戒を怠らないでいただきたい。

第10章 困った困った発言集

やや初歩的な例

要因以外は全く同じ集団

「例えば、コホート研究の場合、重要なのは対照集団の選定である。すなわち、特定の要因の有無あるいは多少が違うだけで、その他の条件は全く同じという集団を対象集団に選ぶのが理想であるが、実際にはそのような場合はまずあり得ないので、できるだけそれに近い条件の集団を探すことになる」。疫学調査・分析をほとんどやったことがない人が言う言葉である。「その他の条件は全く同じという集団」を比較群に選ぶことはが不可能なことはこの人自身が認めているとおりである。

しかし「できるだけそれに近い条件の集団を探す」ような疫学者はまずいない。身近でデータを集めやすい集団を選んで、その他の要因を交絡要因の可能性があるものとして分析しているだけなのである。「その他の条件はできるだけ理想に近いほど同じという集団」を探す暇があったら、その他の条件を分析に取り込んで調整する方が効率的である。例えばこれは日本たばこがタバコ病訴訟の裁判の際に書いてきた文書であるが、日本たばこは疫学研究が行われれば行われるほど喫煙による人体への悪影響が明らかになることを知っていたのだろう。このような文書を書いたのは疫学研究をおこないにくい方向に追い込もうとする意志が背後に隠されていたためと思われる。そういう意味では、前項の「問題外の例」に入れるべき代物である。

相関関係と因果関係は違う

かつては疫学者のふりをしたいと思えば、「君、相関関係と因果関係は違うのだよ」と言えば良かった。これにはちょっと戸惑ってしまう。

私も何回か年配の先生に言われたような記憶がある。しかしこのように言われた時には次のように聞いてみれば良い。「先生、だったら因果関係は具体的にどのように求めれば良いのでしょうか？」 そうしたら相手は「因果関係は難しいのだよ」と答えるだろう。そうしたら「難

しくて求められないものならどうして相関関係と違うことが分かるのでしょうか？」と聞き返すと良い。疫学者相手にソクラテスになりきるのも一興である。私も含めて疫学者にとっても勉強になるであろう。ただし日本では嫌われるかも知れない。

曝露測定はあくまでも「正確に」
このような人たちが言う正確な曝露測定とは、「機械で測定した曝露」のことである。例えば、「水俣病におけるメチル水銀曝露の測定指標は毛髪水銀でなければならない」とか、「大気汚染問題における曝露測定は大気汚染サンプルを集める器具を住民個々人に携帯させて測定しなければならないとか」主張するのである。前者に関しては、「水俣病発生当時に毛髪は集められていないから、これはもう不可能である。だから何も分からない、何も言えない」と主張するのである。後者に関しては、「ほぼ不可能だから何も分からない、何も言えない」と主張するのである。結果としてどのようなことになるか、誰の目にもほぼ明らかであろう。対策の先送りになるのである。

なお、症例対照研究では現在でもその70％近くが質問票を用いて曝露測定を行っている。質問票は重要な情報源である。とりわけ過去の曝露歴を調査する際には極めて強力なツールとなる。

研究デザインのヒエラルキー
「研究デザインのヒエラルキー」と書いても多くの人には何のことか分からないと思われる。これはランダム化臨床試験、前向きコホート研究、後ろ向きコホート研究、症例対照研究、エコロジック研究、症例報告などの研究デザインを挙げ、この順番で信頼できると階層（ヒエラルキー）づけることである。階層づけるだけでなく、これは症例報告だからダメ、これは症例対照研究だから信用できない、というようにせっかくの情報を研究デザインのみを理由にして研究者がこの考えに基づいて切り捨ててゆくのである。

少し考えれば分かるように、たとえヒエラルキーの一番上にあるラン

ダム化臨床試験の形式を取っていたとしても、乱雑に行われた研究は信用できない。一方、症例対照研究が決め手となった事例は山ほどある。これだけでもこの研究デザインのヒエラルキーはナンセンスであるということが分かる。さらに、人体における発がん性分類を行っている国際がん研究機関（IARC）で取り上げられている研究デザインには、後ろ向きコホート研究や症例対照研究が圧倒的に多いのである。発がん性があるかもしれないという曝露にさらされようとしているのに、誰がランダム化臨床試験や前向きコホート研究の被調査対象者となるだろう？　しかも、発がん評価を行うのに、ランダム化臨床試験や前向きコホート研究で発がんするまで追跡していたら、場合によっては世の中の人々は一世代分くらい入れ替わってしまう。一部の疫学者のこだわりのために、人類がそれだけ長い間判断を待つ必要などあるのだろうか？

また、この本でもこれまでにたくさんの事例を挙げてきたが、症例報告でも非常に重要な事例がある。それを症例報告というだけで切り捨ててしまって良いものであろうか？

このような研究デザインの形式に惑わされず、論文のタイトルや要約を読んで自分が関心のある研究だと思ったら自分で考えて選択すべきである。この本の読者には海外の論文を読むような人たちは少ないかもしれない。しかし、これからは研究デザインも医学ニュースに書き添えられることが多いと思われるので、その際には研究デザインの形式に惑わされないようにするべきである。このようなヒエラルキーが一時的にせよ利用されたのは、自分で考えることがイヤな人たちでさえも疫学を利用しやすいようにするために、疫学をマニュアル化し過ぎたためと考えられる。疫学が広がった結果の弊害の一側面とも言えるだろう。

やや時代遅れの例　（これまでの例よりはちょっと進歩しているがチェックに使える）

オッズ比は相対危険度の近似値

オッズ比の意味することに関して疫学者に質問してみよう。相手が「症

例対照研究で求められるオッズ比は相対危険度の近似値であり、これは疾患が『希な』時に成立する値である」としか説明できないのであれば、この人の疫学理論のレベルは 1950 年代前半でストップしている可能性がある。1970 年代からわき起こった疫学理論の豊かな展開をほとんど知らない人だろう。つまりこの人は、疫学の面白さをほとんど味わっていない人である可能性がある。疫学理論の話がやや深くなるので省略するが、このキーワードはいまだに結構疑われていない。だからこそ、これを疑ったグリーンランド（UCLA の理論疫学者）の論文が有名になったのである。

因果関係の判断基準

「やや初歩的な例」で紹介した「相関関係と因果関係は違うのだよ」というような人にもう少し芸があれば、因果関係についてこの「因果関係の判断基準」を持ち出すであろう。1964 年、アメリカの公衆衛生長官は喫煙と肺がんとの因果関係を論じる際に「関連の一致性」、「関連に強固性」、「関連の特異性」、「関連の時間性」、「関連の整合性」を判断の基準として挙げた。翌年、イギリスの疫学者ヒル卿は因果関係を考える際の視点（viewpoint）として「強固なこと」、「一致していること」、「特異なこと」、「時間性」、「生物学的傾き」、「説明可能性」、「整合していること」、「実験」、「類似」の 9 項目を挙げた。「時間性」とは、結果より原因の方が時間的に先に来るということで、これは基準というよりも因果関係の定義そのものである。なおロスマンによると、この判断基準の起源は 19 世紀のイギリスの哲学者、J．S．ミルだそうである。

ところがその後、これを因果関係の有無を判断する上での基準やチェックリストかのごとく用いる人が裁判などで出始めた。しかし、チェックリストにするにはそれぞれの項目が全て抽象的で、何をもって強固なのか、何をもって整合しているのかなどの境界線が全く明らかではない。これでは基準としては使えない。またそれぞれの項目が and でつながれるのか or でつながれるによって結果が大きく異なってくるにも関わらず、それについても明らかにされていない。また、何個条件

がそろえば因果関係があると判断できるのかも明らかではない。理論疫学者のロスマンは、因果関係の基準として使うことはいずれの項目も不適切であると反論している。そしてヒル卿は、自分自身が提案した視点（viewpoint）が、判断基準のように使われることを何よりも憂慮していたのである。

これも研究デザインのヒエラルキーと同様、疫学のマニュアル化の弊害である。疫学を論じる上においては、自ら考えることを放棄してはならない。

観察研究では証明できない実験が必要である

未だに「私は実験結果を見ない限り信じない」と公言するのが、科学的であり責任ある態度であるかのように信じ切った表情で、このような無責任なことを言う医学者は少なくない。本書を読んでこられた方々には、このような医学者の態度は科学的ではないことが分かるであろう。そもそも、よくよく考えてみると、偉大な科学的業績の多くは観察研究によるものである。ロスマンは、ある科学が実験によらない性質のものであっても印象的な科学的発見を妨げられることはないと主張し、構造地質学におけるプレート理論、種の進化、恒星を回る惑星の理論、人体の健康に及ぼす喫煙の影響などの偉大な例を挙げている。

日本の科学の問題点
（ちょっと大きく構えました）

読者の皆さんの中でもし何かの機会に学者の発表を聴くことがあり、その意味が分からなかったとしたらきちんと尋ねるべきである。そして学者は意味を分かりやすく説明できるようにしておくべきである。とりわけ応用科学である医学者は時間が許す限り説明するべきである。そして質問者である読者の皆さんは、研究の意味を尋ねた時についでに「この研究はどんな役に立つのですか？」とも聞くべきである。研究が「趣味」とか「神話作り」だと言われたくなければ、医学研究者はこの質問

にも答えを用意しておくべきである。

　時に「○○の可能性が開けるだろう」という非常に曖昧で具体性に乏しい答えをする研究者がいる。その時は、「もっと具体的に説明してください」と要望するべきである。その質問の中には「その可能性は一体いつ頃実現するのですか？」といった実現の時期なども含めるべきである。

　このようなことを書くのは、日本での医学研究にはあまりにも実現可能性や具体性に欠けた研究が多く、日常に「役に立つ」研究の比重が少ないと思えるからである。これは、「説明づける」ということに比重を置きすぎ、科学の「役に立つ」という側面を軽視しすぎる日本のアカデミズムの欠点から生じているとも思われる。また、日本では科学ジャーナリズムがあまり発達していないことが起因しているとも思われる。医学はあくまでも生物学の応用科学であるので、「役に立つ」研究がもっと多くても良いはずである。

　このような状況が日本で疫学が発達しない雰囲気を形成しているのではないかと考えているが、これについての議論はこの本の範囲を超えるので、この程度で止めておく。要するに、医学関係者以外でも医学者に対して具体的説明をどんどん要求すべきであり、そうすることで医学者自身・疫学者自身にも考えるきっかけを与えることになることを強調したいのである。まじめで素朴な質問に対し、別に時間や予定が切迫していないにもかかわらず怒り出す医学者や疫学者がいるとしたら、その人の研究に対しては吟味する必要があると私は考えている。

第11章

まとめに代えて——疫学かんたん情報

次に読んでみるべき本

　ここまで読んでいただいてありがとうございました。さて、ここまできたら次はもう英語で書かれた疫学の本を読んでみよう。日本語では専門外の人向けの疫学の本はほとんどない。ところが英語ではそこそこ出ている。ここではほんの一部ではあるが紹介してみよう。英語の疫学の本は、他の理科系の英語本と同様に、少しばかりの疫学用語以外は平易な英語で書いてあるので、一度トライしてみよう。小説などの文学作品に比べれば比較にならないくらいに読みやすいのが、疫学の本である。そして完読した時の達成感は、いくつになっても結構うれしいものである。

　今、「プログラムはなぜ動くのか」や「コンピュータはなぜ動くのか」（日経BP社）といった本が、「10年後も通用する"基本"を身につけよう」ということで、売れ筋となっている。医学知識が日々更新され、疫学理論も発達はしているが、本書に書いた疫学の基礎的な考え方は今後も変わることはないであろう。従って、疫学の基礎を学んだ時間が無駄になることはない。

　この本で疫学の紹介に重点を置いていたので、最も興味深い部分である疫学調査や疫学分析の実際についてはほとんど触れることはなかったが、次に執筆する機会があれば、生物統計学者と一緒に「素人にでもできる疫学分析」について書いてみようと思っている。しかし、CDCのEpiInfo2002の「チュートリアル」に掲載されている演習問題をやっていただければ、誰にでもある程度の疫学分析ができるようになると思われる。実際のところ、EpiInfo2002を紹介しただけで疫学分析がほとんど自分一人でできてしまった人もいて、感心した経験がある。

お勧め本

● Greenberg RS ほか：Medical Epidemiology. 3rd ed. McGraw-Hill, New

York, 2001.
ISBN 0-8385-6295-7

　臨床医学の症例から始まり、疫学方法論や疫学から情報を得る方法について説明している本である。様々な疫学情報に関するインターネットサイトも紹介していて、とにかく豊富な内容で、かつ難しくない本である。新興医学出版から第3版の日本語の訳本が2004年に出ている。その訳本につけられた日本語タイトルが「医学が分かる疫学」だから、いかにこの本が分かりやすいかということをご想像いただけるのではないだろうか。
　この本の構成は14章からなり、週1回の半期の講義で習得することができる教科書的構成となっている。おそらくアメリカの保健医療関係の学部等で教科書として使用されていると思われる。

● Gregg MB ほか：Field Epidemiology. 2nd ed., Oxford University Press, New York, 2002.
ISBN 0-19-514259-4

　アウトブレイク疫学に関心がおありの方にお勧めの本である。CDCの教育スタッフらが執筆している。内容は感染症の疫学や食中毒の疫学などを中心としたアウトブレイク疫学やフィールド疫学の方法論だけでなく、メディア対応や法的問題など、フィールド疫学調査に絡む様々な面を包括的に取り扱っている。疫学をよく勉強されている方にはややくどい側面もあるし、理論的には遅れている面もあるが、実戦に役に立つという意味では、ピカイチだろう。

● Rothman KJ：Epidemiology. -an introduction-, Oxford University Press, New York, 2002.
ISBN 0-19-513554-7

　ちょっと理屈っぽい方にお勧めの本である。「an introduction（入門）」といっても、なめてもらっては困る。ただ苦労するだけに、分からないところが分かるたびに人生の喜びを感じるというありがたさがある。

さらっと読んでも何が書いてあるかピンとこないが、じっくり読むとその洞察の深さに感心させられる。次に紹介するRothman「Modern Epidemiology」を読んだことがある人と一緒に読むと、理解が早いかも知れない。演習問題の解答はオックスフォード大学出版のホームページから探せる。

● Rothman KJ and Greenland S：Modern Epidemiology. 2nd ed., Lippincott-Raven Publisher, Philadelphia, 1998.
ISBN 0-316-75780-2
　疫学に人生の相当部分を割いても良いと決断したマニアックな方はどうぞ。ただ、これを安易に読み始めて疫学を嫌いになってしまわれても困る。挫折しても嫌いにはならないで頂きたい。なお、枕にするには堅く、少し低すぎる程度の厚さの本である。

● Last JM：A Dictionary of Epidemiology. 4th ed., Oxford University Press, New York, 2001.
ISBN 0-19-514169-5
　英語の疫学用語が分からなくなったら手に取ってみると良い本である。

●日本疫学会訳：疫学辞典、日本公衆衛生協会、東京、2000.
ISBN4-8192-0167-x
　疫学用語が日本語でどのように使われているかについて知りたい人は、この訳本を参照にすると良い。ただし上記辞典の第3版の訳本である。

●響堂新：クローン人間、新潮選書、東京、2003
ISBN4-10-603522-7
　クローン技術は遺伝医学の問題であると改めて認識できる。この本でカバーできていない医学の現代部分を読み取れる。クローン技術も多

第11章　まとめに代えて——疫学かんたん情報

様性と日常性が増すと疫学による検証が必要となる日が近いかも知れない。ちなみに響堂さんは私の学友でいらっしゃいました。

知っていて便利な情報源——とりあえず見てみるホームページ

　以下に列挙した順番に意味はない。思いついた順番に記載している。私自身はあまりインターネット情報に関しては豊富でないので、抜けているものも多々あると思う。英語のメーリングリストは挙げていない。

● CDC アメリカ疾病管理予防センター（英語）
http://www.cdc.gov/
　記載内容がとにかく豊富である。そして手取り足取り親切である。疫学分析ソフトとして世界中で使われている EpiInfo2002 の英語版兼スペイン語版も、ここから無料でダウンロードできる（http://www.cdc.gov/epiinfo/）。

● Mortality Morbidity Weekly Report（MMWR：CDC で発行されている週報で、世界で最も読まれている医学雑誌の一つと考えて良いだろう）（英語）
http://www.cdc.gov/mmwr/
　上記のサイトで見ることもできるし、雑誌として定期購読することもできる。世界の様々な疾病情報をコメントつきで読むことができる。世界中の人たちに読まれていて、速報性と信頼性のある情報源。

●国際がん研究機関 IARC（英語）
http://www.iarc.fr/
　発がん物質の評価に関する本（モノグラフ）のリストを見ることができ、注文もできる。先進諸国では同様の情報を各国別に持っているところが多い。

●世界保健機構 WHO （英語）
http://www.who.int/en/
　CDC と重なるところはあるが、そうは言っても WHO。

●岡山理科大学山本英二研究室ホームページ（日本語）
http://zeus.mis.ous.ac.jp/
　疫学がとってもお好きな、珍しい生物統計学者のHP。岡山理科大学では毎年、食品衛生監視員を対象にした食中毒の疫学研修会が開かれている。このHPでは疫学研修会のテキスト類も公開されている。スライド、演習問題等もあるので、必要な時に利用できる。

●国立感染症研究所（日本語）
http://www.niid.go.jp
　以下の国立感染症情報センターを含んでいる。疫学情報は、そちらの方が情報量が多い。

●国立感染症情報センター（日本語と英語）
http://idsc.nih.go.jp/index-j.html
　実地疫学トレーニング・プログラム日本（FETPJ）の紹介がある。なお、以下のページには、EpiInfo2002 の日本語版が公開されている。あわてて訳しているので訳がこなれていないが、平成 16 年度には訳改訂版が出る予定。
　http://idsc.nih.go.jp/info/epiINFO/epiINFO.html

● PubMed （英語）
http://www.ncbi.nlm.nih.gov/PubMed/
　米国医学図書館が提供する医学データベース。医学文献がキーワードで検索できる。検索するにはある程度のテクニックを持っている方が時間の節約になるので、ガイドブックを参照した方が良いかもしれない。

第 11 章　まとめに代えて——疫学かんたん情報

●公衆衛生ネットワーク（略称：PHnet）（日本語）
http://home.att.ne.jp/star/publichealth/
　東京都の保健所の医師たちが創設したメーリングリスト。公衆衛生関係の情報源の中では珍しく厚生労働省の息がかかっていない。しかしながら厚生労働省の方々も参加されて、しっかりとチェックしておられるようではある。一般の人々やマスコミ関係者も含めて最近会員数が急速に増加しているので、様々な日本語情報が提供され、それらを非常に早く手に入れることができる。電子メールを使う人には是非お勧めである。英語版の情報と比べてもほとんどズレることがなく情報が入ってきている点から考えても、非常に希有な日本語情報源である。もちろん、SARS の情報も非常に頻繁に交わされていた。

●海外渡航者のための感染症情報（厚生労働省検疫所）（日本語）
http://www.forth.go.jp/
　ProMed の情報を和訳したり、成田検疫情報を流したりしてくれるメーリングリスト OUTBREAK-ML を配信してくれる。余計なコメントがなくて非常にシンプルな情報が手に入る。国内リンクも豊富である。SARS のアウトブレイクを機に参加者が急増した感がする（あの頃「参加します」の挨拶投稿が多かった）。

　　注：ProMed は、アメリカの科学者の組織「Federation of American Scientists」による新興感染症モニタリングのプロジェクトです。メーリングリストのシステムを用いて感染症の発生・研究・制御などに関する報告や議論を行っています。会費は無料で、電子メールの使える人なら誰でも参加することができます。情報の信頼性は記事により異なり、時には誤った情報が含まれることもありますが、世界中から直接情報が入ってくるため非常に早い時点での情報が入手可能です（上記 URL からの引用）。

●正しい治療と薬の情報（TIP；医薬品・治療研究会）（日本語）
　〒185-0013 東京都国分寺市西恋ヶ窪 1-43-8　パレドール 404、電話 042-325-6983、FAX042-325-5148
　申し込み：http://npojip.org/tip_menu/tindex.html

医学・医療臨床情報では最も信頼できる情報誌のHP。次に紹介する「薬のチェックは命のチェック」と比べると医療従事者向けだが、一応誰にでも読める。一説には製薬会社からの需要が多いらしい。2003年第5号（5月号）の、SARSに関する報告では、なぜ日本に患者が見つかっていないのだろうと不思議に思っておられる方々に対して、明快な答えを与えている。

●薬のチェックは命のチェック（NPOセンター医薬ビジランスセンターの機関誌）（日本語と英語）
http://www.npojip.org/
〒543-0062 大阪市天王寺区逢阪2-3-1 アサダビル502。電話06-6771-6345、ＦＡＸ 06-6771-6347 （日本語）
　一般向けの薬情報誌のホームページである。日本で最も有名な医師の一人である浜六郎医師が主催している。なぜ浜六郎医師のように実績も能力もある医師が大学医学部で教えることが少ないのか、日本社会は真剣に考えるべきであると思う。

●厚生労働省（日本語と英語）
http://www.mhlw.go.jp/
　チェックはしておきたいものである。

●岡山大学津田研究室（日本語）
http://tsuda.med.okayama-u.ac.jp/tsuda/
　本書の演習問題の解答を載せているつもり。

まとめ

　疫学の面白さは、そのストレートなメッセージと日常生活との密接な関係にある。たとえ疫学調査を自分で手がけないとしても、疫学の枠組みを捉えているだけで疫学調査結果や疫学理論だけでも楽しめる。一方、

第11章　まとめに代えて——疫学かんたん情報

　疫学をある程度勉強したら、やっぱり一度疫学調査研究をやってみたくなるものである。理屈は簡単だが、実際にデータを集めるとなれば、さまざまな労力や手続きが必要になる。一定の期間、忍耐力の持続が必要となる。しかし、それ自体も楽しめるようになれば儲けものとも言える。疫学調査は、様々な人との出会いでもある。かつて、調査させてもらった人たちともいまだに連絡がとれるとつい嬉しくなってしまう。人間を対象とした研究ならではの楽しみであるが、それだけに節度のある研究を肝に銘じるようにしている。

　調査が終わったからといって、疫学調査研究が完成したわけではない。最も、きつい作業が残っている。分析と、報告書もしくは論文の作成である。分析は結構楽しいパソコン実習となる。文書を書くのが苦手な人には報告書の作成は困難なものかも知れない。調査の対象となってもらった人たちの報告も兼ねているので、報告書は分かりやすく書きたいものである。しかし、報告書まで仕上げるのは、やはり大学院など時間が保証されたところでないと、なかなかできるものではない。本書の目的は、医学ニュースが理解できる程度の疫学の紹介なので、このような段階があるということだけは気にとめておいていただきたい。

　何度も本書の中にでてきたが、疫学は日常私たちが考えている思考そのもの因果関係に関する考え方そのものをベースにしている。従って、何もヒトの健康問題や公害問題などだけが疫学的思考の活躍の場ではない。「多発している」とか「万が一」などという、頻度や確率が出てくる言葉に出会ったら、疫学に関する教養を用いるチャンスである。多発しているとするならどの程度多発しているのか、適切な比較群を設定してデータを集め、2かけ2表を作ってみよう。そして、発生率比やリスク比あるいはオッズ比を計算してみよう。議論が整理できるだろう。「万が一のことがあったらどうするんだ」などというようなことを言われることがある。これは責任問題に名を借りた、否定的意見に他ならないが、くじけずに「万が一のこと」が具体的に何かを特定して、そのようなことが起こる頻度を計算してみよう。時間データが入っていたら発生率を、入っていなかったらリスクを計算してみよう。そして、実際に日常的に

人々が曝されている他の発生率やリスクと比較してみよう。ありふれたリスクと大した違いがなかったら説得できるかも知れない。

　このように具体的に数値を計算してみることは議論の整理になるので、抽象的な議論のどうどう巡りより、ずっと時間を節約できる可能性がある。疫学は何も公害問題や食中毒事件、あるいは薬の効き目を調査するためのツールではなく、日常生活の身近な話題の検証を行うためのツールなのである。そのことを是非忘れないでいただきたい。

　さて、何度も述べてきたが、物事は「むずかしい」と敬遠している間は何も進まない。この本を読んだ方々は、「疫学は分からない」とか「がんの原因というものは難しいものだ」などということはまず考えず、とりあえず分かったつもりになって折に触れて考えることを開始していただけると幸いである。「むずかしい」と思っていることが、考えながら整理することによって、非常にシンプルに理解できることは他の学問分野にでも起こりうることである。疫学では２かけ２表がそれを象徴している。そして２かけ２表を読むことができるようになれば、もう疫学を分かったつもりになっていただいて良いのではないかと思う。疫学が分かったつもりになると、医学・医療ニュースは全く異なったものとして眺めることができるようになると確信している。

解答

問題 1-1：上記の演習問題の 2 つの表を、先に示したコホート研究における表（2 かけ 2 表）に整理して示すと、どのようなそれぞれいくつの表が完成するであろうか？　また、実際に、2 かけ 2 表に変換して示してみよう。

要約すると、表示されている相対危険度の数だけ 2 かけ 2 表が作られていると考えて間違いはない。表 1-5 では 5 個の表、表 1-6 では 12 個の表がある。また、表 1-5 な表 1-6 のように一行に 2 かけ 2 表の情報が全て織り込まれているような場合には、一行が 1 つの 2 かけ 2 表を表現していると考えられる。従って、行数だけ 2 かけ 2 表が構成できる。

◆表 5-1 分
土曜朝食の 2 かけ 2 表

	土曜朝食を食べた	土曜朝食を食べない
症状あり	29	106
症状なし	62	170
計	91	276

土曜昼食の 2 かけ 2 表

	土曜昼食を食べた	土曜昼食を食べない
症状あり	86	49
症状なし	166	66
計	252	115

土曜夕食の 2 かけ 2 表

	土曜夕食を食べた	土曜夕食を食べない
症状あり	78	57
症状なし	103	129
計	181	186

日曜朝食の 2 かけ 2 表

	日曜朝食を食べた	日曜朝食を食べない
症状あり	43	77
症状なし	61	171
計	104	248

日曜昼食の 2 かけ 2 表

	日曜昼食を食べた	日曜昼食を食べない
症状あり	120	0
症状なし	125	107
計	245	107

解　答

◆表1-6分
七面鳥の2かけ2表

	七面鳥を食べた	七面鳥を食べない
症状あり	115	5
症状なし	89	36
計	204	41

ハムの2かけ2表

	ハムを食べた	ハムを食べない
症状あり	65	54
症状なし	56	68
計	121	122

ドレッシングの2かけ2表

	ドレッシングを食べた	ドレッシングを食べない
症状あり	99	21
症状なし	87	32
計	186	53

グレービーソースの2かけ2表

	グレービーソースを食べた	グレービーソースを食べない
症状あり	85	35
症状なし	74	50
計	159	85

マカロニの2かけ2表

	マカロニを食べた	マカロニを食べない
症状あり	76	44
症状なし	63	62
計	139	106

豆の2かけ2表

	豆を食べた	豆を食べない
症状あり	96	23
症状なし	87	38
計	183	61

トウモロコシの 2 かけ 2 表
	トウモロコシを食べた	トウモロコシを食べない
症状あり	80	23
症状なし	73	38
計	153	61

ロールパンの 2 かけ 2 表
	ロールパンを食べた	ロールパンを食べない
症状あり	78	40
症状なし	80	52
計	158	92

バターの 2 かけ 2 表
	バターを食べた	バターを食べない
症状あり	47	73
症状なし	41	84
計	88	157

紅茶の 2 かけ 2 表
	紅茶を飲んだ	紅茶を飲まない
症状あり	102	18
症状なし	101	24
計	203	42

コーヒーの 2 かけ 2 表
	コーヒーを飲んだ	コーヒーを飲まない
症状あり	9	111
症状なし	19	106
計	28	217

クラベリーソースの 2 かけ 2 表
	クラベリーソースをかけた	クラベリーソースをかけない
症状あり	42	78
症状なし	32	93
計	74	171

解答

> 問題 1-2：「はじめに」で示した SARS に関するデータでは、オッズ比を計算するべきだろうか、リスク比を計算すべきだろうか？ また選んだ方を実際に計算してみよう。

オッズ比。理由は症例対照研究だから。以下、EpiInfo6.03 で計算。

◆表 0-1

	紙マスク使用	紙マスク不使用	計
感染者	2 人	11 人	13 人
非感染者	26 人	215 人	241 人

オッズ比：1.50

◆表 0-2

	外科用マスク使用	外科用マスク不使用	計
感染者	0 人	13 人	13 人
非感染者	51 人	190 人	241 人

オッズ比：0

◆表 0-3

	N95 マスク使用	N95 マスク不使用	計
感染者	0 人	13 人	13 人
非感染者	92 人	149 人	241 人

オッズ比：0

上記 3 つのマスクに関する表をあわせた表では、

◆表 0-4

	マスク使用	マスク不使用	計
感染者	2 人	11 人	13 人
非感染者	169 人	72 人	241 人

オッズ比：0.08(0.01-0.37)

そして処置中の手洗いに関しては、

◆表 0-5

	手洗い施行	手洗い不施行	計
感染者	10 人	2 人	13 人
非感染者	227 人	14 人	241 人

オッズ比：0.31(0.05-3.18)

演習問題 2-1：表 2-3 を 2 かけ 2 表にすれば、どれだけの数の表になるだろうか？

●基本的にはオッズ比の数だけ 2 かけ 2 表が作られている（ただし、オッズ比をあえて計算していないこともあるので要注意）。ここで以下の 3 個の 2 かけ 2 表から筆者がオッズ比を計算した（原文献にはオッズ比は計算されていない）。「農業」としているところを基準にして計算している。

	漁業	農業
患家	22	2
対照	10	15

	農漁業	農業
患家	4	2
対照	3	15

	その他	農業
患家	12	2
対照	40	15

演習問題 2-2：表 2-4 を 2×2 表にすれば、どれだけの表になるだろうか？

	湾内 毎日	湾内 週2	湾内 月2	カキ 毎日	カキ 週2	カキ 月2	湾外 毎日	湾外 週2	湾外 月2
患家	25	10	5	5	11	24	2	2	36
対照	4	19	45	5	12	51	12	25	31

ここで、水俣湾内の魚を月 2 − 3 回食べるという曝露を基準曝露とすると、以下の 8 個の 2 かけ 2 表ができるようになる。それを以下に示す。

	湾内毎日	湾外月2
患家	25	36
対照	4	31

	湾内週2湾	外月2
患家	10	36
対照	19	31

	湾内月2	湾外月2
患家	5	36
対照	45	31

	カキ毎日	湾外月2
患家	5	36
対照	5	31

	カキ週2	湾外月2
患家	11	36
対照	12	31

	カキ月2	湾外月2
患家	24	36
対照	51	31

	湾外毎日	湾外月2
患家	2	36
対照	12	31

	湾外週2	湾外月2
患家	2	36
対照	25	31

　ところで患家40家族、対照68家族に対して、水俣湾内の魚、カキ貝類、水俣湾外の魚の摂取について調べられているので、それぞれの月2－3回摂取が基準となって、水俣湾内の魚、カキ貝類、水俣湾外の魚について、オッズ比を計算するのが、論理的に正しい。

　この場合、2かけ2表は6個となる。以下に2かけ2表から算出されるオッズ比と共に示す。この方が、オッズ比の解釈が容易になる。水俣湾外の魚をたくさん食べていれば、それだけ予防効果を示すように見えるのは、その分水俣湾内の魚を少なく食べているからだろう。従って、表2-4（51ページ参照）に示しているオッズ比は、むしろ論理的に間違いである。

	湾内毎日	湾内月2
患家	25	5
対照	4	45

オッズ比：
56.25（11.83-311.5）

	湾内週2	湾内月2
患家	10	5
対照	19	45

オッズ比：
4.74（1.25-18.74）

	カキ毎日	カキ月2
患家	5	24
対照	5	51

オッズ比：
2.13（0.47-9.59）

	カキ週2	カキ月2
患家	11	24
対照	12	51

オッズ比：
1.95（0.68-5.60）

	湾外毎日	湾外月2
患家	2	36
対照	12	31

オッズ比：
0.14（0.02-0.76）

	湾外週2	湾外月2
患家	2	36
対照	25	31

オッズ比：
0.07（0.0.-0.34）

演習問題4-1：B看護師に関して症例対照研究の2かけ2表を作ってみよう。

B看護師の関与	あり	なし	計
症例	7人	0人	7人
対照	6人	22人	28人

解　答

> 演習問題 5-1：「見逃し」を少なくするためには感度を上げればよいのだろうか、下げればよいのだろうか？　また特異度はその時どうなるのだろうか？このような検査はどんな時に必要であろうか？（がんを早期発見するための集団検診？　それとも手術前の検査？）

「上げればよいか、下げればよいか？」
　上げればよい。

「その時特異度はどうなるか？」
　感度とトレードオフなので、同じ検査ならカットオフ点が動き特異度は下がる

「このような検査はどんなときに必要であろうか？」
　がん早期発見のための集団検診のような場合。理由は見逃しを少なくするためだが、精密検査が増えてしまうというコストが生じることへの配慮が必要である。

> 演習問題 5-2：アメリカ赤十字におけるエイズ検査についての演習問題
> －診断検査についての演習問題－輸血のために提供された血液の例
> （ペンシルベニア大学の演習問題から）

　1987年、アメリカ赤十字社(American Red Cross: ARC) は HIV 患者のために献血された 7,215,000 本の血液パックをスクリーニングした。ARC が直面した問題は、

　A) 血液供給のためにどの血液パックを使えるか、
　B) AIDS ウイルスに感染したと情報を提供するべき献血者はどの人か、ということであった。

　これらを決定するために、ARC は EIA 法と呼ばれる血清検査により、7,215,000 パックの血液について1回目のスクリーニングを実施することにした。この EIA 法という検査により 74,955 パックの血液が陽性 (EIA>1.0) となり、残りは陰性 (EIA<1.0) となった。他の情報源から、ARC は人口中の HIV の感染割合を 100,000 人中 40 人であると仮定した。それまでの研究で、EIA 法の感度と特異度はそれぞれ 0.982 と 0.99 であることが判明している。

225

質問1：上記で与えられた情報を元に、HIV感染とEIA検査結果との関係に関する下記の表5-3の空欄を満たしなさい。

◆表5-3　EIA法の検査性能に関する2かけ2表

HIVの感染の有無	HIV＋	HIV−	計
EIA陽性	2,834パック	72,121パック	74,955パック
EIA陰性	52パック	7,139,993パック	7,140,045パック
計	2,886パック	7,212,114パック	7,215,000パック

質問2：もしARCが輸血のためにどの血液パックを使用するか決定するためだけにこのEIAの検査結果を導入したとすれば、何パックの感染した血液が血液供給ルートに混入するであろうか？

52パック

演習問題6-1：これまでの2かけ2表のデータのうち、どれか一つを選択し、オッズ比の信頼区間を計算してみよう。ただし無限大のオッズ比を示しているものは避けよう。

いずれかを選んで2かけ2表を作り、計算してみてください。

演習問題6-2：上記の死亡に関する2かけ2表を作成しよう。何やら難しそうな薬の名前が出てくるが、結局はジゴキシンという心不全に対する薬と心不全による死亡や心不全による入院との因果関係が検証されていることを理解しよう。ランダムに割り付けるといっても、必ずしも投与群とプラセボ群とで同じ数が割り付けられるわけではないことを理解しよう。

	ジゴキシン投与	プラセボ投与
死亡	1,181人	1,194人
生存	2,216人	2,209人
計	3,397人	3,403人

解 答

例題 6-1：ジゴキシンは心不全に対して最も頻繁に処方される薬として知られてきた。全米でジギタリス調査グループが結成され、ジゴキシンの長期的な治療成績に関してダブル・ブラインドでランダムに割り付けられた臨床試験が行われた。全員を利尿剤とアンギオテンシン転換酵素阻害剤（どちらも心不全の治療薬）で治療しながら、3,397 人にジゴキシンが、3,403 人にプラセボが投与された。3～5 年間追跡を行ったが、死亡者数と死亡割合に関しては、それぞれ 1,181 人（34.8%）、1,194 人（35.1%）であり、リスク比が 0.99（95% 信頼区間 0.91-1.07）と投与群と比較群でほとんど違いがなかった。入院の必要性はジゴキシンを投与した人々に減っていた（リスク比：0.72、95% 信頼区間 0.66-0.79）。しかし、心室性不整脈や心停止などの比較的深刻な心不全は減っていなかった。以上から、ジゴキシンは心不全の患者の死亡率に影響を与えることはできないが、入院患者数を減らすことが分かった。

The Digitalis Investigation Group: The effect of digoxin on motality and morbidity in patients with heart failure. NEJM 1997; 336: 525-533.

演習問題 6-3：第 4 章のサリドマイド事件におけるレンツのデータから有病オッズ比とその信頼区間を自分で計算してみよう。解答はすでに第 4 章で示してある。奇形児研究では出産時点という一時点でのデータを集めているので、基本的には有病データであることはすでに述べた。

オッズ比 380.45（95%：83.28-2404.53）

◆表 4-1　母親がコンテルガン服用

	服用	非服用	計
症例群（奇形＋）	90 人	22 人	112 人
対照群（奇形－）	2 人	186 人	188 人

演習問題 7-1（疫学入門：ロスマン：オックスフォード大学出版より）：ある新聞記事に糖尿病は遺伝的要因でも環境要因でもなく多要因によるものだと載っていた。また別の記事には大腸癌の半数は遺伝的なものと関係があると載っていた。この両方について批判しなさい。

（疫学入門：ロスマン：オックスフォード大学出版より）

解答例 1：
　多要因であるのは、糖尿病だけでなくあらゆる病気において言える。ただ、多要因ということが遺伝的要因と環境要因の両方の構成原因からなると言って

いるのであれば、その通り糖尿病は遺伝的要因と環境要因の両方から生じる。
　正確に言えば、全ての大腸癌の半分は明らかにされている遺伝的要因と結びつけられていると言うべきである。残りの半分は、まだ明らかになっていない遺伝的要因を持っているのである。

　解答例２：
　両方の意見とも問題がある。最初のものは無意味である。なぜなら何らかの遺伝的要因と何らかの環境要因が、本質的に全ての因果メカニズムにおいて構成原因となっている。次の意見は紛らわしい。なぜなら大腸癌のような病気は常に遺伝的要因を持っているからである。

索引

あ
アウトブレイク	37,182
アウトブレイク調査	53
医学判断学	115
遺伝疫学	107,122
遺伝子病	168
医薬ビジランスセンター	214
医療経済学	121
因果推論	166
因果関係の判断基準	204
陰性反応的中割合	113
院内感染	87

う
うつぶせ寝	109

え
エイズ	157,159
エイムス法	178
疫学研修会	182
疫学辞典	210
エコロジック研究	156
塩化ビニル	160
N95マスク	8
Epidemiology an introduction	209
MMWR	211

お
オイラー／オイラーのe	136
横断研究	158
オッズ比	26,134
オーダーメイド医療	122,128

か
海外渡航者のための感染症情報	213
回収命令	85
外的因子	168
科学革命	125
科学的根拠に基づく医学	107
科学哲学	167
仮説	74,102
脚気	102
カット・オフ値	112
カネミ油症事件	52
環境病	168
環境ホルモン	78
観察研究	205
患者数	62
間接標準化	146
感度	112

き
偽陰性割合	111
記述疫学	54
偽陽性割合	111
95%信頼区間	61,135,164

く
薬のチェックは命のチェック	83,214
クローン／クローン人間	122,210

け
経験的導入期間	41
外科用マスク	4,8
決断樹	115,118
ゲームの理論	115
権威主義	189
原因施設	18,22
原因食品	18,20
健康労働者効果	145
検証	102

こ
厚生労働省	214
公衆衛生ネットワーク（PHnet）	213
交絡バイアス	141
国際がん研究機関（IARC）	177,211
国立感染症研究所	212
国立感染症情報センター	212
誤分類	147

コホート研究	28		
さ		**た**	
サーベイランス	54,160	対策	60
サリドマイド事件	83	対数正規分布	137
産褥熱	98	正しい治療と薬の情報	213
し		タバコ事件	75
時間	54,55	ダブル・ブラインド	155
疾患	8	**ち**	
実地疫学トレーニングプログラム	182	地域対照	74
		調整／調整オッズ比	144
疾病	8	直接標準化	146
症例死亡割合	69	**つ**	
症例対照研究	25,72	追跡におけるバイアス	151
症例の定義	25,55	**て**	
症例報告	159	ディエチルスチルベストロール	78
受動的調査	161	ディファレンシャルな誤分類	149,151
情報バイアス	147	データベース	162
除菌治療	108	点推定値	139
食中毒事件	16	**と**	
食品衛生法	34	動態	133
女性ホルモン	78	東大ルンバール判決	189,191
ジョン・スノー	92	導入期間	41
人－時間	66	動物実験	176,178
浸透度	129	特異度	112
人年	66,68	毒物中毒事件	37
CDC	211	**な**	
せ		内的因子	168
正規分布	137	**に**	
生存分析	70	2かけ2表	33,34,111
静態	133	二重らせん	126
世界保健機構 WHO	212	ニパウイルス	58
選択バイアス	144	乳幼児突然死症候群	109
潜伏期間	40,41	**ぬ**	
専門医	197	ネスティッド症例対照研究	154
ゼンメルワイス	98	**の**	
そ		能動的調査	162
相関研究	156	延べ人数	66
相対危険度	29	ノン・ディファレンシャルな誤分類	
粗分析	144		

索　引

は
　バイアス　140
　バイアスの方向　141
　曝露　40
　発がん物質　177
　発症　40
　発症割合　70
　場所　54,56
　判例主義　188
　PubMed　212
ひ
　ヒエラルキー　202
　ヒストリカル・コホート・スタディー　71
　人　54,58
　ヒトゲノム　126
　ヒュームの問題　193
　病院対照　74
　病因物質　20,34
　標準化死亡率比（SMR）　145
　標準正規分布　138
　費用便益分析　120
　病気　8
　病理学　183
ふ
　フィールド疫学　37
　双子研究　123
　プラセボ　155
　分子疫学　107,122
　Field Epidemiology　209
へ
　ヘリコバクター・ピロリ　108
ほ
　法的因果関係　192
み
　未発見期間　41
　水俣病事件　47
　　149,152
む
　無作為割付臨床試験
　→ランダム化臨床試験
め
　メカニズム　171
　メタ分析　119
　Medical Epidemiology　208
も
　Modern Epidemiology　210
や
　山本英二研究室　212
ゆ
　有意差・有意差検定　162
　友人対照　74
　有病割合オッズ比　134
よ
　陽性反応的中割合　113
　要素還元主義　172
ら
　ランダム化臨床試験　143
り
　リコール・バイアス　150
　臨床疫学　107
れ
　レトロスペクティブ・スタディー　71

231

あとがき

　本書を執筆する一番のきっかけは、疫学に関する話題が増えてきたにもかかわらず一般向けの疫学本がほとんどないという要望が、私の元にひたひたと迫ってきたからである。それでもなかなか書き始めることができずにいた私に最後の一押しをしたのは、緑風出版の高須次郎社長との出会いであった。それでもなお多忙を口実にしてなかなか書き出せなかったのだが、時間ができた頃に、ちょうど重症急性呼吸器症候群（SARS）が話題に上りだしたので、これをきっかけに書き始めた。

　これまでにも「疫学に関する本」を書いてくれという要請はあった。しかし要望に応えられるようなものが、どうしても書けなかった。一般書を書こうと思っても、医学生向けの教科書風になってしまうからである。私が疫学の教科書を書くことはないと思っていた（信じていた）。そもそも、疫学は心の底からそれを必要だと思った人が自分でその技術を身につければいいと思っていた。また、疫学の教科書は英語で良いものがいくらでもあるのだからそれを読めばいいし、そのうち誰かが訳本をだすのではと思っていた（私が参加した訳本計画は頓挫したままであるが）。しかしながら『医学が分かる疫学』（新興医学出版）などはお勧めの訳本だが、原本では第3版まで出ているのに訳本は第1版のままである。

　高須さんに私をこの本の筆者としてご紹介くださった大阪市大の木野先生や山中さんは、私の疫学奮闘記みたいなものを期待しておられたようであるが、そんなものを書くにしても、読者が疫学という見慣れない学問（方法論）をある程度頭の中にイメージできていることが前提となるので、結局妥協の産物がこのような本となった。書いていくうちに、疫学が少なくとも他の先進諸国並みの「教養」になった方が良いのではと思うようになってきている。CNNやBBCを見ていても疫学関連のニュースがしばしば登場するし、そもそも日本で異常な程のタバコ対策

あとがき

が遅れているのは疫学の普及の遅れから来ていると思えるからである。岡山大学教育学部の先生と話をしていても、相対危険度や発生率比くらいは中学か高校の保健体育で勉強していてもいいのではないか、という話題が出ていた。とにかく、日本の知識層が疫学を知らないことが保健医療に関する情報鎖国を引き起こしているとも言える。このような状況の中では、自分で情報を入手して自分で身を守らねばならない。そのためには、医学ニュースを自分で手に入れるテクニックを身につけた方がよいだろう。

　疫学自体は、論理的思考と四則演算＋α程度の数学を身につけていれば分かる。しかし疫学を用いて何か自分でモノを言おうという気にならなければ、結局は疫学がなかなか身に付かないような気がする。そのことをどの程度理解していただくかが、この本の基本スタンスになった。

　読者の皆さんが、この本の内容を少しでもタメになるとか面白いとかと思われるようであったなら、ご近所、ご親戚、ご学友、飲み友達、挨拶だけのお知り合い、ゲートボールなどのスポーツ仲間、PTAのお仲間、恋人同士、お料理教室や生け花等のサークル活動の仲間、野球やサッカーのサポーター同志などなど、皆様お誘いあわせいただいてご一読いただければ幸いである。勉強会を開いて疫学を学ぶことは楽しくもあり、しっかりと身につける第一歩であるとも思っている。「一般向けに本を書いてみては」という要請と共に、最近では研究会や疫学セミナーの講師としてお誘いを受ける機会が増えてきたが、皆さんにはそのような会に参加されるより本を読んできちんと基礎知識を身につけていただいたほうが、時間とお金の節約になると思う。

　本書を書くにあたり、CDC アメリカ疾病管理予防センターの Richard C. Dicker 先生からは、CDC の教材を用いることに快諾をいただいた。感謝に堪えない。また、岡山大学医学部において疫学道場を開設された馬場園明先生（九州大学健康科学センター助教授）と山本英二先生（岡山理科大学大学院教授）との良き出会いと長きにわたるおつきあいによって、本書をまとめることができた。文章の校閲をお手伝いいただいた宮井正彌先生（姫路獨協大学教授）、野田恭子さん（主婦）、正部祖美さん（家事

手伝い)、木谷匡志さん（医学生)、頼藤貴志先生（大学院生）へも感謝の気持ちと共にお礼を申し上げたい。最後に、お世話と気をもんでいただいた緑風出版の高須次郎社長にもお礼を申し上げたい。本書は厚生労働科学研究費の成果の一部を引用した。

2003年6月　また台風

【著者略歴】

津田敏秀（つだ　としひで）

　1958年　兵庫県に生まれる
　1985年　岡山大学医学部医学科卒
　1989年　岡山大学医学部医学研究科修了
　1990年　岡山大学医学部助手
岡山大学医学部講師を経て
現在、岡山大学大学院環境学研究科教授
＜専攻＞疫学、環境医学、臨床疫学、産業医学、因果推論、食中毒や感染症の疫学
＜著書＞『疫学ハンドブック』（南江堂1998年、共著）、『現代健康学』（九州大学出版1998年、共著）、『食中毒散発例の疫学調査マニュアル』（中央法規出版2001、共著）、『医学大辞典』（医学書院2003年、共著）、『医学者は公害事件で何をしてきたのか』（岩波書店2004年）『悪魔のマーケティング――タバコ産業の真実』（日経BP社2005年、共訳）ほか

市民のための疫学入門
［医学ニュースから環境裁判まで］

2003年11月10日　初版第1刷発行
2007年　7月10日　初版第3刷発行
2012年　5月31日　初版第4刷発行

定価2400円＋税

著　者　津田敏秀 ©
発行者　高須次郎
発行所　緑風出版

　　〒113-0033　東京都文京区本郷2-17-5　ツイン壱岐坂
　　〔電話〕03-3812-9420　〔FAX〕03-3812-7262　〔郵便振替〕00100-9-30776
　　〔E-mail〕info@ryokufu.com
　　〔URL〕http://www.ryokufu.com/

装　幀　堀内朝彦
組　版　R企画　　　　　印　刷　モリモト印刷・巣鴨美術印刷
製　本　トキワ製本所　　用　紙　大宝紙業

E1000（TE3000）

落丁・乱丁はお取り替えいたします。
本書の無断複写（コピー）は著作権法上の例外を除き禁じられています。なお、お問い合わせは小社編集部までお願いいたします。

Printed in Japan　　ISBN4-8461-0311-0　C0036

◎緑風出版の本

■全国どの書店でもご購入いただけます。
■店頭にない場合は、なるべく書店を通じてご注文ください。
■表示価格には消費税が転嫁されます。

新・水俣まんだら
チッソ水俣病関西訴訟の患者たち

木野茂・山中由紀共著

四六判上製
三七六頁
2800円

水俣病のため貧しくとも豊かな故郷を離れざる得なかった人達が、第二の人生を目指した途端に水俣病を発病する。見知らぬ地で病気と差別に耐えた末、初の県外訴訟となったチッソ水俣病関西訴訟の患者たちの人生と闘いの記録。

狂牛病
イギリスにおける歴史

リチャード・W・レーシー著/渕脇耕一訳

四六判上製
三三二頁
2200円

牛海綿状脳症という狂牛病の流行によって全英の牛に大被害がもたらされ、また、人間にも感染することがわかり、人々を驚愕させた。本書は、まったく治療法のないこの狂牛病をわかりやすく、詳しく解説した話題の書!

終りなき狂牛病
フランスからの警鐘

エリック・ローラン著/門脇 仁訳

四六判上製
二四八頁
2200円

英国から欧州大陸へと上陸した狂牛病。仏政府は安全宣言を繰り返すが、狂牛病は拡大する。欧州と殺場での感染、肉骨粉による土壌汚染からの感染、血液感染、母子感染など種の壁を超え、エイズを上回る狂牛病の恐怖を暴いた書。

杉並病公害

川名英之・伊藤茂孝著

四六判上製
三三〇頁
2500円

閑静な住宅街・東京杉並区のど真ん中に都の不燃ごみ圧縮施設「杉並中継所」が稼働した。直後から付近一帯で原因不明の呼吸困難、頭痛など被害が多発、死亡者まで出た。だが都は施設を発生源と認めず、住民は闘いに立ち上がる。